U0270152

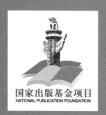

国家出版基金项目
NATIONAL PUBLICATION FOUNDATION

"十三五"国家重点图书出版规划项目

Precision Medicine

精准医学出版工程

精准医学基础系列

总主编 詹启敏

精准医学总论

General Introduction to Precision Medicine

詹启敏 等

编著

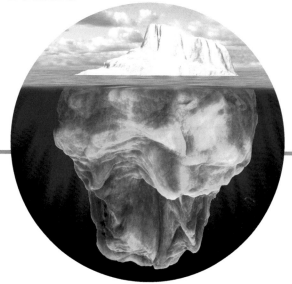

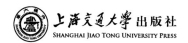
上海交通大学出版社
SHANGHAI JIAO TONG UNIVERSITY PRESS

内容提要

    健康是老百姓的基本需求,健康问题是全面建成小康社会迫切需要解决的问题。在重大疾病方面,中国面临着巨大的挑战。精准医学是应用现代遗传技术、分子影像技术、生物信息技术结合患者的生活环境和临床数据实现精准的诊断与治疗,制订具有个性化的疾病预防和治疗方案。中国开展精准医学计划,具有诸多优势,同时也面临多重挑战。本书系统介绍了精准医学的概念、关注的科学问题、发展需求,中国精准医学的机遇与挑战、发展目标、重点任务、实施保障,以及精准医疗在实施过程中的原则等。

    本书可以为从事或者有兴趣了解精准医学的科研人员与临床医生开拓思路、提供指导和借鉴,同时也可供有一定专业背景的读者阅读参考。

图书在版编目(CIP)数据

精准医学总论/詹启敏等编著. —上海:上海交通大学出版社,2017
精准医学出版工程
ISBN 978-7-313-18317-0

Ⅰ.①精… Ⅱ.①詹… Ⅲ.①医学 Ⅳ.①R

中国版本图书馆 CIP 数据核字(2017)第 272772 号

精准医学总论

编　　著:	詹启敏等		
出版发行:	上海交通大学出版社	地　　址:	上海市番禺路 951 号
邮政编码:	200030	电　　话:	021-64071208
出 版 人:	谈　毅		
印　　制:	苏州市越洋印刷有限公司	经　　销:	全国新华书店
开　　本:	787mm×1092mm　1/16	印　　张:	10.25
字　　数:	166 千字		
版　　次:	2017 年 12 月第 1 版	印　　次:	2017 年 12 月第 1 次印刷
书　　号:	ISBN 978-7-313-18317-0/R		
定　　价:	118.00 元		

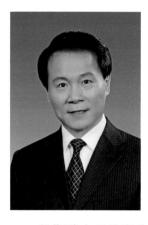

詹启敏，1959 年出生。中国协和医科大学肿瘤学专业博士，中国工程院院士、教授、博士生导师，现任北京大学党委常委、副校长、医学部主任。先后担任国家"863"高技术计划生物和医药领域专家组组长及生物医药主题组组长，国家新药创制重大专项生物药责任专家组组长，国家卫生计生委行业科技专项委员会主任，国家生物医药技术战略发展规划专家组组长，国家健康保障科技工程专家组组长。曾任中国医学科学院副院长、北京协和医学院副校长。

长期致力于肿瘤分子生物学和肿瘤转化医学研究，在国际上率先发现和系统揭示了细胞周期监测点关键蛋白的作用和机制，阐明多个重要细胞周期调控蛋白在细胞癌变和肿瘤诊断与个体化治疗中的作用。近年来，在基因组水平全面系统地揭示了食管癌的遗传突变背景，为了解食管癌的发病机制、寻找食管鳞状细胞癌诊断的分子标志物、确定研发临床治疗药物的靶点提供了理论和实验基础。3 次担任国家"973"项目首席科学家（15 年），2 次承担国家基金委重点项目，还承担国家基金委重大项目和创新群体项目（9 年资助）等。教育部长江学者特聘教授，国家杰出青年科学基金获得者，"新世纪百千万人才工程"国家级人选，享受国务院政府特殊津贴。兼任中国微循环学会理事长、中国抗癌协会副理事长、中国健康管理学会副会长等。迄今已在 *Nature*、*Cell*、*J Clin Invest*、*EMBO J*、*Mol Cell Biol*、*Science*、*Cancer Res*、*Oncogene*、*J Biol Chem* 和 *PNAS* 等主要国际期刊发表 SCI 收录论文 220 余篇，SCI 他引 12 000 余次，主编著作 5 部。应邀在国内外学术会议上作大会报告 120 余次，11 次担任国际（双边）会议共同主席。

　　"精准"是医学发展的客观追求和最终目标,也是公众对健康的必然需求。"精准医学"是生物技术、信息技术和多种前沿技术在医学临床实践的交汇融合应用,是医学科技发展的前沿方向,实施精准医学已经成为推动全民健康的国家发展战略。因此,发展精准医学,系统加强精准医学研究布局,对于我国重大疾病防控和促进全民健康,对于我国占据未来医学制高点及相关产业发展主导权,对于推动我国生命健康产业发展具有重要意义。

　　2015年初,我国开始制定"精准医学"发展战略规划,并安排中央财政经费给予专项支持,这为我国加入全球医学发展浪潮、增强我国在医学前沿领域的研究实力、提升国家竞争力提供了巨大的驱动力。国家科技部在国家"十三五"规划期间启动了"精准医学研究"重点研发专项,以我国常见高发、危害重大的疾病及若干流行率相对较高的罕见病为切入点,将建立多层次精准医学知识库体系和生物医学大数据共享平台,形成重大疾病的风险评估、预测预警、早期筛查、分型分类、个体化治疗、疗效和安全性预测及监控等精准防诊治方案和临床决策系统,建设中国人群典型疾病精准医学临床方案的示范、应用和推广体系等。目前,精准医学已呈现快速和健康发展态势,极大地推动了我国卫生健康事业的发展。

　　精准医学几乎覆盖了所有医学门类,是一个复杂和综合的科技创新系统。为了迎接新形势下医学理论、技术和临床等方面的需求和挑战,迫切需要及时总结精准医学前沿研究成果,编著一套以"精准医学"为主题的丛书,从而助力我国精准医学的进程,带动医学科学整体发展,并能加快相关学科紧缺人才的培养和健康大产业的发展。

　　2015年6月,上海交通大学出版社以此为契机,启动了"精准医学出版工程"系列图书项目。这套丛书紧扣国家健康事业发展战略,配合精准医学快速发展的态势,拟出版一系列精准医学前沿领域的学术专著,这是一项非常适合国家精准医学发展时宜的事业。我本人作为精准医学国家规划制定的参与者,见证了我国精准医学的规划和发展,欣然接受上海交通大学出版社的邀请担任该丛书的总主编,希望为我国的精准医学发展及医学发展出一份力。出版社同时也邀请了刘彤华院士、贺福初院士、刘昌效院士、周宏灏院士、赵国屏院士、王红阳院士、曹雪涛院士、陈志南院士、陈润生院士、陈香美院士、金力院士、周琪院士、徐国良院士、董家鸿院士、卞修武院士、陆林院士、乔杰院士、黄荷凤院士等医学领域专家撰写专著、承担审校等工作,邀请的编委和撰写专家均为活跃在精准医学研究最前沿的、在各自领域有突出贡献的科学家、临床专家、生物信息学家,以确保这套"精准医学出版工程"丛书具有高品质和重大的社会价值,为我国的精准医学发展提供参考和智力支持。

编著这套丛书,一是总结整理国内外精准医学的重要成果及宝贵经验;二是更新医学知识体系,为精准医学科研与临床人员培养提供一套系统、全面的参考书,满足人才培养对教材的迫切需求;三是为精准医学实施提供有力的理论和技术支撑;四是将许多专家、教授、学者广博的学识见解和丰富的实践经验总结传承下来,旨在从系统性、完整性和实用性角度出发,把丰富的实践经验和实验室研究进一步理论化、科学化,形成具有我国特色的精准医学理论与实践相结合的知识体系。

"精准医学出版工程"丛书是国内外第一套系统总结精准医学前沿性研究成果的系列专著,内容包括"精准医学基础""精准预防""精准诊断""精准治疗""精准医学药物研发"以及"精准医学的疾病诊疗共识、标准与指南"等多个系列,旨在服务于全生命周期、全人群、健康全过程的国家大健康战略。

预计这套丛书的总规模会达到 60 种以上。随着学科的发展,数量还会有所增加。这套丛书首先包括"精准医学基础系列"的 11 种图书,其中 1 种为总论。从精准医学覆盖的医学全过程链条考虑,这套丛书还将包括和预防医学、临床诊断(如分子诊断、分子影像、分子病理等)及治疗相关(如细胞治疗、生物治疗、靶向治疗、机器人、手术导航、内镜等)的内容,以及一些通过精准医学现代手段对传统治疗优化后的精准治疗。此外,这套丛书还包括药物研发,临床诊疗路径、标准、规范、指南等内容。"精准医学出版工程"将紧密结合国家"十三五"重大战略规划,聚焦"精准医学"目标,贯穿"十三五"始终,力求打造一个总体量超过 60 本的学术著作群,从而形成一个医学学术出版的高峰。

本套丛书得到国家出版基金资助，并入选了"十三五"国家重点图书出版规划项目，体现了国家对"精准医学"项目以及"精准医学出版工程"这套丛书的高度重视。这套丛书承担着记载与弘扬科技成就、积累和传播科技知识的使命，凝结了国内外精准医学领域专业人士的智慧和成果，具有较强的系统性、完整性、实用性和前瞻性，既可作为实际工作的指导用书，也可作为相关专业人员的学习参考用书。期望这套丛书能够有益于精准医学领域人才的培养，有益于精准医学的发展，有益于医学的发展。

此次集束出版的"精准医学基础系列"系统总结了我国精准医学基础研究各领域取得的前沿成果和突破，内容涵盖精准医学总论、生物样本库、基因组学、转录组学、蛋白质组学、表观遗传学、微生物组学、代谢组学、生物大数据、新技术等新兴领域和新兴学科，旨在为我国精准医学的发展和实施提供理论和科学依据，为培养和建设我国高水平的具有精准医学专业知识和先进理念的基础和临床人才队伍提供理论支撑。

希望这套丛书能在国家医学发展史上留下浓重的一笔！

北京大学副校长

北京大学医学部主任

中国工程院院士

2017 年 11 月 16 日

前言

　　健康是老百姓的基本需求,是国家发展的重要保障。2014年12月,习近平在调研农村医疗卫生事业发展时指出:"没有全民健康,就没有全面小康","健康梦"是"中国梦"的重要内容。

　　我国在重大疾病方面面临着巨大的挑战:每年有310万癌症新增病例,220万癌症死亡病例;现有高血压患者2.6亿,每年有300万心血管疾病死亡病例;超过1亿糖尿病患者及1.5亿潜在糖尿病人群;慢性肾病患者1亿~1.2亿;老年性疾病如阿尔茨海默病、帕金森病等高发。此外,我国还有80万HIV感染者,8 000万乙肝病毒携带者,500多万活动性结核病患者。随着整体社会医疗费用不断攀升,国家和地方政府的医疗经费负担不断加重,许多家庭也因病致贫、因病返贫。人民群众对于健康的期待,就是我国卫生事业发展的方向。卫生健康事业要发展,必须通过科技水平的提高才能实现。

　　精准医学(precision medicine)是一种将个体基因、环境与生活习惯差异考虑在内的疾病预防与处置的新兴医学手段。精准医学是以个体化医疗为基础,随着基因组测序技术的快速进步及生物信息与大数据科学的交叉应用而发展起来的新型医学概念与医疗模式。精准医学关注的重大科学问题主要包括:疾病发生发展机制的阐释,提供疾病发生本质问题的回答;生物标志物的发现和早期诊断方法的探索建立,提供疾病治疗的有效时机;靶向治疗药物的研发,特异性地有效治疗疾病;分子诊断(分子分型、分子分期),为个体化治疗和预后判断提供科学依据;多学科交叉区间的发展及综合型防控措施的探索。

精准医学并非"美国专利",从"十一五"期间开始,我国就在"863"计划等科技计划中布局了精准医学相关研究。经过数十年的积累,我国基因组学和蛋白质组学研究位于国际前沿水平,临床疾病分子分型与诊治标志物、药物设计靶点、临床队列与生物医学大数据等技术发展迅速,形成了一批具有国际竞争力的人才、基地和研究团队,特别是我国的基因测序能力居于国际领先地位,为我国开展精准医学研究与应用奠定了人才和技术基础。在我国,精准医学的总体目标是要以为人民群众提供更精准、高效的医疗健康服务为目标,瞄准重大疾病防治和人口健康保障的需求,建立国际一流的精准医学研究平台和保障体系;自主掌握核心关键技术;研发一批国产新型防治药物、疫苗、器械和设备;形成一批我国定制、国际认可的疾病诊疗指南、临床路径和干预措施;显著提升重大疾病防治水平,带动生物医药、医疗器械和健康服务等产业发展,加快推进深化医药卫生体制改革和医疗模式变革,推动"健康中国"建设。

精准医学理念的提出正在给人类健康带来革命性的变化。精准医学的原理应用得最早也是目前发展最为迅猛、应用最为广泛的领域是抗肿瘤治疗。在其他慢性疾病,如糖尿病、神经退行性病变等的治疗策略和疾病研究过程中,也都相继拓展了原有的研究成果。精准医疗是医学科研的前沿,是实现人民健康的迫切需求,只依靠一家或者几家科研、医疗单位的努力是远远不够的。俗话说得好,独木不成林。若想使精准医疗有所发展,进而推动疾病诊疗模式的改变,需要整合科研、医院、患者、企业、管理甚至金融投资等各方面的优势资源。在精准医疗服务模式下,生物信息技术及大数据被广泛应用,如何保护患者的数据隐私,保障信息安全;如何处理基因伦理问题,也是我们急需解决的问题。

2015年以来,精准医疗获大量资金注入。国家政策也高度重视,国家科技部、卫计委陆续召开国家精准医学战略专家会议,形成我国精准医学发展的战略规划,并安排中央财政经费给予专项支持,同时带动地方财政或企业等社会资本的参与。2016年,国家"十三五"规划指出:大力推进精准医疗等新兴前沿领域创新和产业化,形成一批新增长点。精准医疗已被纳入国家"十三五"重大科技专项,上升为国家战略,成为医药大健康产业发展的驱动引擎。精准医疗必将改变现有的诊疗模式,为医学发展和健康产业带来一场革命性的变化。

本书共9章,系统介绍了精准医学的概念、关注的科学问题、发展需求,我国精准医学的机遇与挑战、发展目标、重点任务、实施保障，以及精准医疗在实施过程中的原则等。本书可为从事精准医学研究或者有兴趣了解精准医学的科研人员与临床医生开拓思路、提供指导和借鉴，同时也可供有一定专业背景的读者阅读参考。

本书引用了一些作者的论著及其研究成果，在此向他们表示衷心的感谢！

书中如有疏漏、错谬或值得商榷之处，恳请读者批评指正。

编著者

2017 年 11 月于北京

目录

1 精准医学的概念 ···················· 001

1.1 精准医学的发展历史 ·············· 001

1.2 精准医学的概念 ················ 003

1.3 精准医学的本质与内涵 ············ 003

　　1.3.1 精准医学的本质 ············ 003

　　1.3.2 精准医学的内涵 ············ 004

　　1.3.3 精准医学的指导思想和重点任务 ······ 006

　　1.3.4 精准医学发展的总体目标和阶段目标 ····· 008

1.4 精准医学与转化医学、整体医学、循证医学的关系····· 008

　　1.4.1 精准医学与转化医学的关系 ······· 008

　　1.4.2 精准医学与整体医学的关系 ······· 011

　　1.4.3 精准医学与循证医学的关系 ······· 011

参考文献 ···················· 013

2 精准医学关注的科学问题 ··············· 015

2.1 阐释疾病发生发展机制 ············ 015

2.2 生物标志物和早期诊断 ············ 018

　　2.2.1 分子标志物的筛选和鉴定 ········ 019

2.2.2 基因筛查 …………………………………………………… 019

2.3 靶向治疗药物 ……………………………………………………… 020

2.3.1 精准靶向治疗 ………………………………………………… 020

2.3.2 分子靶向治疗——肿瘤内科治疗进入新的时代 ………… 021

2.4 精准医学的分子诊断(分子分型、分子分期) …………………… 023

2.4.1 标识基因筛查:精准诊断的先锋 …………………………… 024

2.4.2 建立新的疾病分类体系 ……………………………………… 025

2.5 多学科交叉 ………………………………………………………… 027

2.6 综合型防控措施 …………………………………………………… 029

2.6.1 癌症的精准预防 ……………………………………………… 029

2.6.2 大数据时代的疾病风险评估与健康指导 …………………… 030

2.6.3 精准健康管理 ………………………………………………… 030

参考文献 ………………………………………………………………… 031

3 精准医学的发展需求 ………………………………………………… 034

3.1 国人健康面临的挑战 ……………………………………………… 034

3.1.1 我国疾病防控现状 …………………………………………… 034

3.1.2 我国重大疾病现状 …………………………………………… 035

3.1.3 目前我国疾病临床治疗的局限性 …………………………… 038

3.2 精准医学是国际医学发展前沿 …………………………………… 039

3.2.1 美国提出精准医学的时代背景 ……………………………… 039

3.2.2 我国精准医学计划的历史沿革 ……………………………… 043

3.2.3 精准医学在国内外医学发展战略中的地位和作用 ………… 043

3.3 我国实施精准医学计划的战略意义 ……………………………… 044

3.3.1 提高疾病诊治水平,惠及民生与国民健康 ………………… 044

3.3.2 发展医药生物技术,促进医疗体制改革 …………………… 044

3.3.3 形成经济新增长点,带动大健康产业发展 ………………… 044

3.3.4 推动医学科技前沿发展,增强国际竞争力 ………………… 045

参考文献 ··· 045

4　我国精准医学的机遇及挑战 ························· 047

4.1　精准医学的时代机遇 ···························· 047

4.2　中医学对精准医学的贡献 ························ 049

4.3　我国发展精准医学的优势 ························ 051

　　4.3.1　我国癌症的发病具有中国特色 ············ 051

　　4.3.2　国家顶层设计的生物样本库 ·············· 053

4.4　精准医学面临的挑战 ···························· 055

　　4.4.1　精准医学是一个多学科、多领域、多技术融合的医疗体系 ······· 055

　　4.4.2　数据的管理 ····························· 056

　　4.4.3　国家政策与管理 ························· 057

　　4.4.4　国际社会的挑战 ························· 058

参考文献 ··· 060

5　我国精准医学发展的目标 ························· 062

5.1　精准医学的总体目标 ···························· 062

　　5.1.1　医药产品国产化 ························· 063

　　5.1.2　前沿技术临床转化 ······················· 063

　　5.1.3　疾病诊疗规范化 ························· 064

　　5.1.4　医疗服务协同化 ························· 064

　　5.1.5　健康服务个性化 ························· 064

5.2　精准医学的阶段目标 ···························· 065

参考文献 ··· 065

6　我国精准医学的重点任务 ························· 067

6.1　组学技术发展与平台建设 ························ 067

　　6.1.1　基因组学与精准医学 ····················· 068

6.1.2　蛋白质组学与精准医学 ……………………………………………… 068

6.1.3　微生物组学与精准医学 ……………………………………………… 069

6.1.4　转录组学与精准医学 …………………………………………………… 070

6.1.5　表观遗传学与精准医学 ……………………………………………… 070

6.1.6　代谢组学与精准医学 …………………………………………………… 071

6.1.7　免疫组学与精准医学 …………………………………………………… 072

6.2　精准防控技术及防控模式 …………………………………………………… 073

6.2.1　生物样本库的构建 ……………………………………………………… 073

6.2.2　大型疾病数据系统共享平台 ………………………………………… 074

6.2.3　环境暴露因素和个体内因调查及监测 …………………………… 075

6.2.4　符合国情的个体化综合预防模式的探索 ………………………… 076

6.3　分子标志物发现和应用 ……………………………………………………… 078

6.3.1　分子水平的发现 ………………………………………………………… 078

6.3.2　数据挖掘和分析 ………………………………………………………… 079

6.3.3　用于早期疾病的预警、筛查和早诊 ……………………………… 080

6.3.4　临床疾病诊断、分型、治疗敏感性、疾病预后和转归 ……… 081

6.4　分子影像学和分子病理学的精准诊断 ………………………………… 082

6.4.1　分子影像学与分子病理学深入结合 ……………………………… 083

6.4.2　临床分子影像学成像设备研发 ……………………………………… 083

6.4.3　CT、NMR、超声的多模态分子影像融合技术 ………………… 084

6.4.4　无创、微创精准诊断与治疗的新技术 …………………………… 085

6.5　临床精准治疗 …………………………………………………………………… 086

6.5.1　综合分子分型及个人全面信息的治疗方案 ……………………… 087

6.5.2　生物治疗 …………………………………………………………………… 087

6.5.3　基于临床和组学、影像学分析大数据的合理用药 …………… 089

6.6　大数据(云计算)时代的精准医学 ………………………………………… 090

6.6.1　大数据(云计算)促进精准医学发展 ……………………………… 090

6.6.2　大数据采集的重点任务 ……………………………………………… 092

6.6.3　医学大数据时代面临的挑战 ………………………………………… 093

6.7 药物研发与精准医学 ⋯⋯⋯⋯⋯⋯⋯⋯⋯⋯⋯⋯⋯⋯⋯⋯⋯ 094

   6.7.1 药物研发的工作目标和重点任务⋯⋯⋯⋯⋯⋯⋯⋯⋯⋯ 094

   6.7.2 我国医药企业发展的战略定位⋯⋯⋯⋯⋯⋯⋯⋯⋯⋯⋯ 096

   6.7.3 化学药、生物药和中药的重点任务方向 ⋯⋯⋯⋯⋯⋯ 097

6.8 精准医学重点关注的几大领域 ⋯⋯⋯⋯⋯⋯⋯⋯⋯⋯⋯⋯⋯ 099

   6.8.1 恶性肿瘤 ⋯⋯⋯⋯⋯⋯⋯⋯⋯⋯⋯⋯⋯⋯⋯⋯⋯⋯⋯ 099

   6.8.2 心脑血管疾病 ⋯⋯⋯⋯⋯⋯⋯⋯⋯⋯⋯⋯⋯⋯⋯⋯⋯ 101

   6.8.3 糖尿病 ⋯⋯⋯⋯⋯⋯⋯⋯⋯⋯⋯⋯⋯⋯⋯⋯⋯⋯⋯⋯ 102

   6.8.4 罕见病 ⋯⋯⋯⋯⋯⋯⋯⋯⋯⋯⋯⋯⋯⋯⋯⋯⋯⋯⋯⋯ 104

   6.8.5 神经退行性疾病 ⋯⋯⋯⋯⋯⋯⋯⋯⋯⋯⋯⋯⋯⋯⋯⋯ 105

   6.8.6 自身免疫病 ⋯⋯⋯⋯⋯⋯⋯⋯⋯⋯⋯⋯⋯⋯⋯⋯⋯⋯ 106

参考文献⋯⋯⋯⋯⋯⋯⋯⋯⋯⋯⋯⋯⋯⋯⋯⋯⋯⋯⋯⋯⋯⋯⋯⋯ 107

7 我国精准医学计划实施的保障 ⋯⋯⋯⋯⋯⋯⋯⋯⋯ 110

7.1 国家顶层设计与科学决策 ⋯⋯⋯⋯⋯⋯⋯⋯⋯⋯⋯⋯⋯⋯ 110

7.2 具有国际竞争力的研究平台和人才队伍 ⋯⋯⋯⋯⋯⋯⋯⋯ 113

   7.2.1 具有国际竞争力的研究平台⋯⋯⋯⋯⋯⋯⋯⋯⋯⋯⋯ 113

   7.2.2 具有国际竞争力的人才队伍⋯⋯⋯⋯⋯⋯⋯⋯⋯⋯⋯ 114

7.3 科学的管理体系 ⋯⋯⋯⋯⋯⋯⋯⋯⋯⋯⋯⋯⋯⋯⋯⋯⋯⋯ 115

   7.3.1 国家科技体制改革⋯⋯⋯⋯⋯⋯⋯⋯⋯⋯⋯⋯⋯⋯⋯ 115

   7.3.2 新型科技体制的优势⋯⋯⋯⋯⋯⋯⋯⋯⋯⋯⋯⋯⋯⋯ 115

7.4 精准医学发展的 3 个关键性问题 ⋯⋯⋯⋯⋯⋯⋯⋯⋯⋯⋯ 116

   7.4.1 资源(包括数据)的共享⋯⋯⋯⋯⋯⋯⋯⋯⋯⋯⋯⋯ 116

   7.4.2 生物样本的共享⋯⋯⋯⋯⋯⋯⋯⋯⋯⋯⋯⋯⋯⋯⋯⋯ 117

   7.4.3 法律法规的问题⋯⋯⋯⋯⋯⋯⋯⋯⋯⋯⋯⋯⋯⋯⋯⋯ 117

参考文献⋯⋯⋯⋯⋯⋯⋯⋯⋯⋯⋯⋯⋯⋯⋯⋯⋯⋯⋯⋯⋯⋯⋯⋯ 119

8 **精准医疗在实施过程中的原则及要点** ································· 121

8.1 精准医疗在实施过程中的原则 ································· 121

8.1.1 需求向导,突出特色 ································· 121

8.1.2 顶层设计,分步实施 ································· 122

8.1.3 交叉融合,协同创新 ································· 123

8.1.4 创新机制,资源共享 ································· 124

8.1.5 建立制度,支撑监管 ································· 124

8.2 精准医疗在实施过程中的要点 ································· 125

8.2.1 医生永远是临床决策的主体 ································· 125

8.2.2 精准医疗将对临床医学人才提出更高的要求 ·········· 125

参考文献 ································· 126

9 **精准医学的临床应用与健康产业** ································· 127

9.1 精准医学指导下的临床疾病诊断与治疗 ·········· 127

9.1.1 精准医学指导下的恶性肿瘤诊断与治疗 ·········· 128

9.1.2 精准医学指导下的复杂慢性病诊断与治疗 ·········· 130

9.1.3 精准医学指导下的遗传病诊断与治疗 ·········· 132

9.2 精准医学与健康产业 ································· 133

9.2.1 精准医学带来健康产业变革 ································· 134

9.2.2 生物大数据助力精准医学健康产业发展 ·········· 135

9.2.3 精准医学推动体外诊断行业迅速发展 ·········· 136

参考文献 ································· 137

索引 ································· 139

1 精准医学的概念

　　健康是老百姓的基本需求,健康问题是全面建成小康社会迫切需要解决的问题。在重大疾病方面,中国仍面临着巨大的挑战。精准医学是应用现代遗传技术、分子影像技术、生物信息技术,结合患者的生活环境和临床数据,实现精准的疾病分类与诊断,制订具有个性化的疾病预防和治疗方案。在我国,发展精准医学的指导思想包括贯彻创新驱动发展战略,面向我国重大疾病防治和人口健康保障需求,与深化医疗卫生体系改革紧密结合,与发展生物医药和健康服务等新兴产业紧密结合,发挥举国体制优势和市场配置资源决定性作用,通过政府推动、科技支撑和体系建立,提升自主创新能力,形成引领世界的精准医学发展的有效力量和途径。精准医学的总体目标是要以为人民群众提供更精准、高效的医疗健康服务为目标,建立国际一流的精准医学研究平台和保障体系;自主掌握核心关键技术;研发一批国产新型防治药物、疫苗、器械和设备;形成一批我国定制、国际认可的疾病诊疗指南、临床路径和干预措施;显著提升重大疾病防治水平,带动生物医药、医疗器械和健康服务等产业发展,加快推进深化医药卫生体制改革和医疗模式变革,推动"健康中国 2030"建设。

1.1　精准医学的发展历史

　　精准医学的前身是"个体化医学",是指医学决策要为每位患者的个性特征量体裁衣[1]。"个体化医疗"最早是在 20 世纪 70 年代提出的,但限于当时的医疗水平和科技发展形势,未引起医学界的足够重视,直至 2003 年"人类基因组计划"完成后,"个体化医疗"才逐渐成为在医学研究领域受到关注的发展方向。人类基因组计划的完成使人类首次能够从基因的角度观察、研究和分析疾病。而后,分子和细胞生物学多层次的表观基因组、转录组、蛋白质组、脂质组、微生物组、代谢组及暴露组的研究使得人类能够从分子和细胞水平解读疾病的发生和发展[2]。

与此同时,大量临床试验数据的积累,为实施大规模队列研究和人类表型组计划奠定了基础。DNA测序技术的飞速发展及超级计算机对生物大数据分析处理能力的不断攀升也使精确分析表型与遗传因素之间的关系成为可能。

而"精准医学(precision medicine)"一词最初是由美国哈佛大学商学院商业战略家Clayton Christensen在2008年提出的,用于表述分子诊断使医生不必依赖直觉和经验便可以明确诊断[2],但当时未引起医疗界的足够重视。直至2011年,美国国立卫生研究院(National Institutes of Health,NIH)下属的"发展新疾病分类法框架委员会"发表了《迈向精准医学:建立一个生物医学知识网络和一个新疾病分类法框架》蓝图,"精准医学"才成为"个体化医学"的新表述。自此,"精准医学"才被业界广泛关注。精准医学是为每位患者的个体特征制订医疗方案,根据对某种疾病的易感性或特定治疗方案的反应将患者个体分为亚群;随后将预防或治疗措施集中于有效患者,避免给无效患者造成经济损失和不良反应[3]。

2015年初,美国总统奥巴马在国情咨文中提出美国的"精准医学计划(Precision Medicine Initiative,PMI)"[4],并为精准医学计划的5个具体内容在2016年财政预算中支出2.15亿美元的大额预算[5]。而这份"精准医学计划"是以遗传信息的发现和人类基因组计划的实施为基础,依靠众多志愿者的基因组信息及临床信息的大数据支撑癌症与其他多基因病的研究,转变相关管理部门的监管方式,寻求公立机构和私立机构良好合作的大型全国性乃至全球性前瞻性项目[6]。

美国总统奥巴马提出的"精准医学计划",归结起来主要有3个驱动因素:

一是政治因素。近年来,美国用于医疗卫生的费用急剧增长,医疗资源浪费与过度医疗现象极为严重,致使美国的医疗改革陷入瓶颈。奥巴马紧急采取"精准医学计划"以扭转医疗改革停滞不前对公共健康的不良影响。

二是经济因素。精准医学计划的实施在很大程度上依赖于二代基因测序技术的发展。而二代基因测序在全球范围的市场规模预计为200亿美元,极大地带动了药品研发与肿瘤诊断的个性化应用,如其快速发展起来,市场规模将难以估计。

三是科技因素。以二代基因测序技术为代表的生物科技飞速发展,为精准医学的发展创造了客观条件。目前,基因诊断和基因治疗技术都取得了很大的突破。

1.2 精准医学的概念

精准医学是一种将个体基因、环境与生活习惯差异考虑在内的疾病预防与处置的新兴医学手段[7],是以个体化医疗为基础,随着基因组测序技术的快速进步及生物信息与大数据科学的交叉应用而发展起来的新型医学概念与医疗模式。

2015 年 1 月 20 日,美国总统奥巴马在国情咨文中首次提出了"精准医学计划",希望精准医学可以引领一个医学新时代[8]。奥巴马提出的"精准医学"概念主要包括两大组成部分:一是肿瘤的基因学研究与治疗策略;二是在美国全国开展的一项多达 1 000 万公民参与的关于人群长期健康与疾病的队列研究中产生的众多生物大数据的收集与汇总[5]。这两大组成部分实现了国家公民电子病历数据库的纵向整合,为诊断方法学的更新提供了丰富的临床表现数据;同时,为基因药学及药物基因组学的科研发展提供了更加广泛的疾病与健康收益遗传预测数据[9]。

1.3 精准医学的本质与内涵

1.3.1 精准医学的本质

精准医学的本质是通过基因组、蛋白质组等组学技术和医学前沿技术,对于大样本人群与特定疾病类型进行生物标志物的分析与鉴定、验证与应用,从而精确寻找到疾病的原因和治疗靶点,并对一种疾病的不同状态和发展过程进行精确分类,最终实现对于疾病和特定患者进行个性化精准治疗的目的,提高疾病诊治与预防的效益[10]。精准医学就是要根据每一位患者的个体特征,量体裁衣地制订个性化的诊疗方案,以帮助临床医师更好地了解每位患者病情各自不同的复杂成因,从而精确地判定有效的治疗方案,避免传统的"一刀切"用药战略在诊疗设计中遵循"一般患者适用原则",以致造成无效治疗的结果。

美国国立卫生研究院院长 Collins Francis 曾于 2015 年 3 月 4 日在 *The New England Journal of Medicine* 中明确就"精准医学计划"发表了自己的见解,称"精准医学"即"个性化医疗"。与以往医学理念相比,精准医学的独特之处是将人们对疾病机制的认识与生物大数据和信息科学进行有机地结合,对疾病进行精确分类及诊断,为患者个体提供更具个性化、更具针对性的有效的治疗措施,既有对生物大数据的整合,同时又有个体化疾病诊治的针对性和实时检测的先进性[4]。

1.3.2 精准医学的内涵

精准医学的内涵是基于遗传学、生物标志物、表型或心理特征对患者个体实施不同于类似临床表征患者的靶向治疗[11]。

目前,精准医学在肿瘤的临床诊疗中已得到有效应用[12]。未来成功攻克癌症的最大希望将是专门为癌症患者个体设计个性化极强的预防与治疗措施。这种个性化的治疗处方便是"在合适的患者身上,在合适的时间,给予恰当的治疗",这也成为精准医学最为精髓的内涵所在。对肿瘤潜藏的分子结构的精准揭示及相应的干预治疗策略将为攻克癌症开辟一条崭新的道路。从基因组学领域初期实践中取得的最新研究成果围绕这一概念提供了令人振奋的临床实例。而就在美国即将对广大民众宣布最初应用在妇产科肿瘤领域的特殊治疗方法时,恰逢 2015 年初白宫提出了震惊世界的"精准医学"概念,提倡通过一系列的科学研究、技术及政策支持,大力发展、推动个性化的治疗,并一再强调这一主题的时限性特点。通过癌症基因组图谱计划(The Cancer Genome Atlas, TCGA)及其他科研工作的鼎力协助,许多崭新的治疗方案已成功地应用在妇科肿瘤的分子学领域。通过 TCGA 项目获得的科研数据有力地辅助了临床试验的设计,并产生了第一位精准医学专员静候美国食品药品监督管理局的批示。

精准医学利用分子诊断技术,为患者提供基于特定病理分型的个性化治疗,从而改善患者的预后,减少不良反应的发生率。其核心思想是综合分析患者的临床资料和其他辅助检查信息,从而确定患者的疾病分型,以便更准确地对患者进行分类和治疗。从疾病诊疗角度来看,精准医学最核心的环节在于对疾病进行精准化、个性化诊断,这是后续进行有针对性治疗和个体化处置的基础和前提。

在奥巴马的国情咨文中,罗列了精准医学的 4 个基本要素:

(1) 精确(the right treatment):即"对合适的患者,给予合适的治疗。"

(2) 准时(at the right time):"准时是重中之重的要素"(Timing is everything),全部的医疗救治只有在合适的时间才能产生恰当的效果。

(3) 共享(give all of us access):奥巴马总统提出的精准医学的要义是医学的发展应该

"保障我们自己和我们的家人都比以往更加健康(keep ourselves and our families healthier)"。

（4）个体化(personalized information)：精准医学又称为"个体化医疗/医学"。

从定义来看,精准医学是医疗大数据时代的新型医学理念,它囊括了医学科学的各个研究领域。但奥巴马总统在阐述精准医学内涵时,着重列举了3种疾病的实例:将在欧洲人群中发病率最高的囊性纤维化(cystic fibrosis，CF)作为单基因病及罕见病的代表;将糖尿病作为常见复杂疾病的代表;将肿瘤和癌症列为"疾病之首"。根据奥巴马总统国情咨文的整体内容,可以将精准医学的内涵概括为:以 DNA 和人类基因组计划(Human Genome Project，HGP)的精神为主线,以小儿麻痹症的消灭作为旨在消灭单基因病的成功实例,以百万人的基因组和临床医学信息大数据支撑癌症与其他多基因病研究,改变政府的支持及监管方式,强调企业参与的重要性,发动全社会支持的大型前瞻性项目。

目前,许多国际知名的临床医师在疾病诊疗过程中,将主要的关注点集中在遗传学或基因组(DNA 序列转化)潜藏的生物学信息,通过探究这些生物学信息获取危险度分级、预防、药物剂量及药品选择、治疗效果及最大治疗收益[13]。精准医学的主要目的是通过标准化的各种大型队列研究和多种组学研究,寻找疾病新的生物标志物以完善疾病分类;通过药物基因组学等手段进行临床转化,达到个体化的精准医疗(见图 1)[14]。

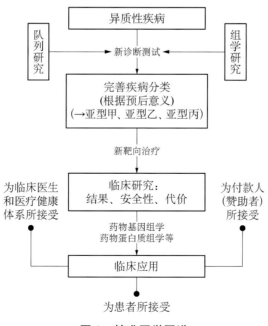

图 1　精准医学图谱

对于精准医学科学内涵的正确认识和解读至关重要。目前,对精准医学的认识存在误区。倡导精准医学并非是对传统医学的全盘否定,因为精准医学是应用现代科技手段对传统医学体系进行革新,而传统医学的精髓依然是精准医学的基础。精准医学理念的提出正在给人类健康带来革命性的变化。可喜的是,精准医学的概念一经提出,其内涵已延伸至医学科学的各个领域。

将精准医学的原理应用得最早也是目前发展最为迅猛,应用最为广泛的领域是抗肿瘤治疗领域。在其他慢性疾病如糖尿病、神经退行性疾病等的治疗策略和疾病研究过程中,也都相继拓展了原有的研究成果。

1.3.3 精准医学的指导思想和重点任务

在我国,发展精准医学的指导思想包括贯彻创新驱动发展战略,面向我国重大疾病防治和人口健康保障需求,与深化医疗卫生体系改革紧密结合,与发展生物医药和健康服务等新兴产业紧密结合,发挥举国体制优势和市场配置资源决定性作用,通过政府推动、科技支撑和体系建立,提升自主创新能力,形成引领世界的精准医学发展的有效力量和途径。

中国精准医学的重点任务将分两步走。2016—2020 年:组织实施"中国精准医学"科技重点专项,重点开展恶性肿瘤、高血压、糖尿病、出生缺陷和罕见病的精准防治治疗;加强创新能力、监管法规、保障体系建设。2021—2030 年:组织实施"中国精准医学"科技重大专项,在已建研究体系基础上,扩展到其他重要疾病领域。

精准医学服务国家将开展的大型健康计划项目,主要从"看得起、看得好、看得上、少生病"的需求为出发点,从以下方面入手:

(1) 医药产品国产化:加快先进医疗器械进口替代,降低诊疗成本。

(2) 前沿技术临床转化:发展精准医学等前沿技术,提升诊疗技术水平。

(3) 疾病诊疗规范化:提高基层规范化诊疗水平,提高基层医疗水平。

(4) 医疗服务协同化:优化医疗服务模式,改善就医难题。

(5) 健康服务个性化:加快培育大健康产业,带动经济增长。

此外,要推行创新与创业融合发展,实施科技创业者行动、百万医师基层服务创业行动、新型服务模式创业行动等。

我国传统医学即蕴涵着精准医学的哲学思想:同病异治、异病同治。同病异治、异病同治,实际上在1 000多年前,我们的医学老祖宗就已经把精准医学和个体化治疗提出来了。但以前多是经验的积累,现在则需要国际化和科学化的过程。从美国提供的报告材料来看,精准医学涉及三个方面:一是人类基因组测序技术的革新;二是生物医学分析技术的进步,包括分子影像、导航等,还有大数据;三是生物芯片和蛋白质技术的发展,还有微创技术等。上述三个方面把精准医学作为一个完整的学科推动起来,最后形成精准治疗,可以增加疗效,降低治疗不足率和费用。

曹雪涛院士表示,"医学的发展离不开一个主题,就是怎样更好地为患者服务。精准医学和我们老祖宗提出的辨证施治、同病不同治或者同人不同治这些理念都是相通的,只不过是他们寻找到了'利器',就是精准测序以后患者发病的机制。但精准医学是个系统工程,通过全面认识疾病的状态,对整个医疗过程和临床实践进行最优化的诊治。因为分析精准原因以后,有没有真正的利器去实施患者的治疗,还是要依赖于药物研发,所以说精准医疗是个系统工程,不是仅凭测一下基因就可以(解决)的事。"

英国代谢组学之父Jeremy K. Nicholson认为,中医学体现精准医疗的精神,中国的传统医学是观察精准医疗另外一个非常有趣的角度。因为中医学其实也是一个系统的疗法,主要关注各种复杂因素之间的相互关系,包括不同器官之间的相互影响,并且基于这些认识进行防病、治病。而在传统的西医中,我们是看不到这样的概念的。

中医学大多数情况下都使用一些天然的草药或者其他药物对疾病进行系统性的治疗。现代的系统医学在这个层面上和中医学其实是非常相似的。我们知道,大多数的中药都是经过口服发挥作用。中药首先进入口腔,经过口腔中微生物菌群的调节,然后进入肠道,再通过肠道的微生物菌群调节发挥作用。这再一次说明药物发挥作用,其实很大一部分是和肠道微生物菌群的基因相关,并非和人类的基因相关。

精准医学在治疗过程中涉及同病异治,比如我们把乳腺癌分为管状上皮A型(luminal A like)、管状上皮B型(luminal B like)、三阴性或者HER2阳性等亚型分别进行治疗,应该说这是一种个体化的分类治疗。也就是说,对不同的患者采用不同的有效治疗方案。但是到了现在的基因测序和大数据时代以后,所谓的精准医学应该是以二代测序技术的广泛应用作为前提,同时在大数据和生物信息迅速发展的时期所综合出来的通过基因测序衡量患者预后和最优化医疗方案的一种医学模式。这种模式或许很快可以应用于临床,大数据时代、精准医学决策的这一天其实已经到来。

1.3.4　精准医学发展的总体目标和阶段目标

在我国,精准医学的总体目标是:要以为人民群众提供更精准、高效的医疗健康服务为目标,建立国际一流的精准医学研究平台和保障体系;自主掌握核心关键技术;研发一批国产新型防治药物、疫苗、器械和设备;形成一批我国定制、国际认可的疾病诊疗指南、临床路径和干预措施;显著提升重大疾病防治水平,带动生物医药、医疗器械和健康服务等产业发展,加快推进深化医药卫生体制改革和医疗模式变革,推动建设"健康中国"。

在总体目标的基础上,中国精准医学的阶段目标,分为五年目标和十五年目标。五年目标是:我国精准医学研究和临床水平位于国际前沿,部分具有中国特色的疾病诊疗水平引领国际发展;针对某种肿瘤,心脑血管疾病、糖尿病、罕见病分别创制出 $8\sim10$ 种精准治疗方案,并在全国推广实施。十五年目标是:我国精准医学整体实现创新突破和临床应用,带动相关企业发展;重点研究疾病的诊疗标准和指南;在精准医学主要研究单位和试点地区,我国重要肿瘤早诊率由目前的 20% 提高到 40% 以上;遏制新生儿出生缺陷率上升趋势,将新生儿出生缺陷发生率由 5.6% 降低到 3.0% 以下;主要心血管疾病的病死率和致残率降低 10%。

1.4　精准医学与转化医学、整体医学、循证医学的关系

1.4.1　精准医学与转化医学的关系

1.4.1.1　转化医学的概念

2003 年,美国国立卫生研究院前院长提出了转化医学的理念,即将基础研究与临床实践紧密结合,聚焦患者临床医疗的提高。此理念一经提出立即得到全球医学界的普遍重视[8]。

转化医学的核心就是在基础研究和临床应用之间建立有效的互动联络机制,在临床实践过程中发现问题,为基础研究确定研究目标和内容;基础研究的发现尽快转化应用于临床医疗,加速由"发现"到"实现"的转变,最终使患者受益。转化医学可用一句话概括为"来自临床,服务临床"。其终极目标是提高人们预防和诊治疾病的能力,其实现有赖于多学科资源数据的系统整合,这些学科包括医学、生物学、计算机科学、生物数学

和生物物理学等。

1.4.1.2 转化医学的发展历程

20世纪以来,由于基础医学的发展有力地推动了临床医学与预防医学的发展,各学科间加强了交叉与融合。但与此同时,也出现了单纯从生物学角度考虑健康和疾病的问题,转化医学的理念受到削弱。大量的基础研究成果未能有效地解决常见重大疾病的治疗问题,基础研究与临床应用间逐渐形成了无形的壁垒。

在欧美发达国家中,转化医学发展的终极目标是将医学研究成果转化为治疗疾病的理论、技术、方法、药物等。除此之外,最重要的是发展平台的支撑作用。

一是临床研究机构的平台作用。这里所说的临床研究机构主要是指医疗机构。在整个转化医学的发展历程中,医院是转化医学的起点和终点,它既承担着救死扶伤的责任,同时也有科学研究的义务。事实上,医院的临床医生肩负着诊疗疾病和开展医学科研工作的双重任务。很多疾病都是来自临床观察和研究。临床中发现的问题必须通过医生总结凝练,作为科研课题转向为实验室的基础性研究;研究出的成果反馈至临床进一步验证,最终通过临床实践转化为应用于患者的药物、技术及预防保健措施。因此,作为临床研究机构的医院是转化医学重要的发展平台。欧美发达国家的一些大型综合性医院中,临床医生将临床研究纳入职业规划中,医院与医生本身就将科学研究作为自身的职能和使命。美国国立卫生研究院和转化医学基金项目调查显示,临床医生主导的创新药物研发临床试验项目约占79%,医生的创新能力得到了充分的发挥,有效地促进了医疗水平的提高及转化医学的发展[15,16]。

二是建立医学伦理委员会。以人为研究对象,以现代生物学技术为基础的转化医学,势必产生医学伦理问题。因此如何遵循《赫尔辛基宣言》,处理转化医学的伦理问题是转化医学的又一个关键点。医学伦理委员会的主要职责是对人体试验进行审查,并对已经实施的人体试验进行跟踪监管,为保护受试者的合法权益做出了巨大贡献。其审查的规范性和严谨程度决定了转化医学的发展。

三是建立健全相应的生物样本库。人体组织生物样本库,是指将手术移除的人体健康的或病理状态的组织、全血、血浆、血清、体液或经初步处理的生物样本DNA、RNA等,通过冷冻等多种途径加以保存,收集完整的临床、治疗、随访等病例资料,加以完善的质量控制及应用管理系统,是科研的宝贵资源[17]。合格的标准化的生物样本库是科研成果转化至临床应用的重要途径,是转化医学发展的基石。生物样本库的建立可以有效地为探索人类疾病发展和发病机制提供资源，有利于探究重大疾病的机制和生命的复杂现象。国际化的生物样本库为转化医学的发展提供了良好的平台和支撑。

四是建立成熟的社区中心。美国国立卫生研究院将生物医学转化性的研究过程分为 5 个部分：流行病学调查（epidemiology investigation）、病因学调查（etiology investigation）、干预设计（intervention design）、临床研究（effectiveness trials）和技术推广（dissemination）[18]。这 5 个部分在不同程度上与社区相关。流行病学调查、病因学调查都要依赖社区，临床研究招募的受试者更离不开社区中心的配合。在美国的转化医学发展中，社区中心扮演了重要的角色。

五是搭建科技成果转化的服务平台。转化医学的终极目标便是将科研成果转化为临床应用，能否成功转化及转化率的高低是转化医学发展的重要指标。在欧美发达国家，80％的药物临床试验有药品生产企业提前介入，药品生产企业在药品研发早期试验阶段就与医院开展了合作，并采取多种合作模式，科技成果转化率高达 90％[19]。

1.4.1.3　精准医学与转化医学的关系

自"转化医学"的概念正式提出至今已有十余年时间。在转化医学征服疾病的过程中，其内涵不断地发展和演变。尽管如前所述，欧美国家在实施转化医学的过程中建立了一套相关的机制和模式，但却很难找出非常成功、让世人瞩目的实例来。其结果和考评标准逐渐引起民众的疑虑和担忧，究竟需要多久才能准确评估转化医学为民众带来的效益？民众对转化医学成果的期待随着时间的推移似乎在逐渐降温。

事实上，转化医学的内涵中有"精准医学"的成分。2015 年初，美国总统奥巴马首次提出"精准医学"的概念，使转化医学进入了一种"新常态"[20]，而民众的热忱也随之迅速转向"精准医学"。应当说，精准医学是在转化医学基础上，利用已经搭建起来的发展平台和机制，更好地利用医疗大数据的新型医学模式。转化医学的核心是在基础研究和临床应用之间建立有效的互动联系。因此，在实施转化医学的时代，从"发现"到"实现"的转化速度是加快的。随着生物医学技术及医疗设备技术的飞速发展，各个医学领域都产生了海量高度复杂、高度异质的相关数据，这就为精准医学的诞生提供了必要的物质基础。随着以分子生物学为代表的基础医学研究发展日新月异，对基础研究领域的研究数据碎片化、利用的低效化及缺乏条理性和连续性的状况日趋改善为精准医学的提出做好了充分的准备。另外，如何从临床实践过程中高效地发现并提出研究问题，为基础研究提供新的方向，是转化医学研究的重点内容之一。这就不仅依赖于医生的自身临床经验,更依赖于临床实践中取得的大量数据。随着医药产业信息化和数字化水平的不断提高,大量的医学信息汇总起来,不仅数量庞大、产生速度快,而且结构复杂多样,为精准医学的产生提供了可靠的大数据基础。因此,精准医学超越了转化医学,是转化医学演变发展的必然,为转化医学设立了新的目标。

1.4.2　精准医学与整体医学的关系

"整体医学"的概念源于我国传统的中医学文化、现代的西医学文化、药物疗法及民间多种疗法,还包括天文科学、地理自然科学、社会家庭科学、心理医学、护理学、医学信息学、营养学、美容医学等多个领域的精华。以传统的中医学为主导,通过整体医学的观念,全面掌握人体的整体功能,树立对人体整体观念的深刻认识,构成有机的统一体。"整体医学"符合传统中医学中"通则不痛,痛则不通"的理念,其目的是对人体经络进行整体疏通,促进周身血液循环更加畅通。同时,"整体医学"又有别于传统中医学中的"整体观"和"阴阳五行"学说。因为"整体观"的主要目的是尽量减少或避免用药治疗时,对脏腑间的相互破坏,而"整体医学"的观念是在治疗过程中,对人体"五脏、六腑"用药时只有相互保护;"阴阳五行"学说有"相生"、"相克"的论述,而"整体医学"主张人体"阴阳五行"在治疗时只能"相生",不能"相克"[21]。

与传统中医学理念不同的是,"整体医学"的治疗效果完全以各种精密医疗仪器为检测手段,以证明效果的客观性、真实性。"整体医学—整体治疗法"的理念最终打破了历来的"单病、单医、单药"的治疗方法,不分内、外、妇、儿、五官、骨伤各科,将人体多种病症完全可以一次性地同步进行治疗[22]。

如曹雪涛院士所说:"其实,精准医学与我国传统中医药的辨证施治的思想是一致的,而且我国传统中医药的整体观对于现代医学的发展很有指导意义"[23]。可见,我国传统的医学观念中早就提出了精准医学的主旨,"整体医学"正是精准医学的中国版理念,是我国传统医学与现代诊疗手段结合的开始。我国在未来推动有中国特色的精准医学临床实践中,势必会将整体医学和美国的精准医学概念有机地结合在一起。

1.4.3　精准医学与循证医学的关系

1.4.3.1　循证医学的起源

1992 年,David Sackett 教授首次提出了循证医学的概念。其实质是一门方法学,是临床实践的新思维模式。循证医学的核心思想是将基础研究及临床实践的数据与临床医师的实践经验和患者的病历资料有机地结合在一起，重新应用于临床实践，以制订、实施针对患者的最佳治疗方案。循证医学强调对证据的依赖，将随机对照试验（randomized controlled trial，RCT）尊为"金标准"模式。

1.4.3.2 循证医学的局限性

随着时间的推移和医学科学的不断发展，人们发现循证医学所推崇的RCT标准存在一定的弊端和局限性。许多疾病的RCT试验中，由于疾病的诊断存在问题，入组患者所患疾病的本质不一致，导致研究结果存在较大偏倚。造成这一问题的根本原因，在于国际上沿用的世界卫生组织对于疾病分类及诊断采用的"国际疾病分类代码"（International Classification of Diseases，ICD），仍大多沿用2000年前依据症状和部位进行诊断的方式，停留在对疾病认识的初级阶段。例如，2010年美国风湿病学会联合欧洲抗风湿病联盟公布了新的"类风湿关节炎分类标准"。针对这一标准的临床应用情况进行研究，结果显示其假阳性率高达20%以上[24]。漏诊的患者中有超过10%的患者自愈，10%的患者转化为其他疾病，如干燥综合征、红斑狼疮、银屑病关节炎等[25]。因此这一标准并不能对疾病进行准确的分类，以此为依据开展的临床试验，是无法正确评价治疗手段的。另外，Lancet杂志的一项研究结果表明，中国大陆及台湾地区终末期肾病发病率和患病率之间存在巨大差异[26]。相同种族，只是地域不同，终末期肾病的发病率及患病率相差10倍以上，其原因只可能是疾病诊断和分类标准出现了问题。另外，还有很多因素在RCT试验的设计阶段就与临床实践大相径庭，由于RCT试验的入组条件苛刻、研究时间有限等原因，导致基于此类研究的疾病指导原则失准。据Science杂志的人口统计学报道显示，中国人口中年龄小于18岁和年龄大于65岁的人群占相当大的比例，但许多RCT试验将这两个人群排除在外，导致30%~40%的中国人口未被统计在内[25]。

1.4.3.3 循证医学到精准医学的转变

为弥补上述循证医学的不足，"医学循证"（medicine-based evidence）的概念应运而生，以解决临床需求为出发点，以医师为主题、以患者为中心，选择合适的研究模式，寻找能解决临床问题的答案和方案[27]，不再拘泥于RCT研究。"医学循证"虽说可以部分弥补循证医学的不足，但无法完全填补基础研究与临床实践的鸿沟，无法根本解决疾病诊断不准确、治疗不科学的问题。因此，迫切需要改变医学思维方式，找到基础研究成果与临床结合的有效形式，从而实现疾病的精准诊断和评估，以切实做到对疾病的精准预防及治疗。

2011 年,美国科学院、美国工程院、美国国立卫生研究院及美国科学委员会共同提出了"向精准医学迈进"的倡议[28]。在对疾病重新分类的基础上,对具有相同病因、共同发病机制的患者亚群实现精准诊断、评估、预测、治疗和预防,实现患者的价值最大化。这正是精准医学的精髓所在。专家们一致认为,理想的个体化医学对疾病的诊断、评估及治疗方案调整应该把"临床症状、体征、影像学、实验室生化、病理、家族史、DNA 数据及信号传导参数"作为依据[3]。因此,循证医学是实践转化医学手段发展的必然结果,而精准医学是转化医学的方向和目标,是医学领域探索基础研究与临床实践有机结合方式的必然结局。

现代医学模式,即"4P"医学[预测性(predictive)、预防性(preventive)、个体化(personalized)和参与性(participatory)医学],是维护人类健康的新理念和医学模式。现代医学发展历史表明,未来医学突破性的进展有赖于与其他学科的交叉与结合;21 世纪的医学将更加重视"环境-社会-心理-工程-生物"医学模式。现代医学模式由"4P"医学走向"5P"医学,即预测性(predictive)、预防性(preventive)、个体化(personalized)、参与性(participatory)和精准医学(precision medicine)[29]。"精准医学"是转化医学研究的重要内涵和目标,是循证医学新的历史要求,是实现"4P"医学的重要手段,"精准医学"的核心是"个体化"(个人定制)[30]。

参考文献

[1] President's Council of Advisors on Science and Technology. Priorities for personalized medicine [R]. Washington, DC: President's Council of Advisors on Science and Technology, 2008.

[2] 于军."人类基因组计划"回顾与展望:从基因组生物学到精准医学[J].自然杂志,2013,35(5): 326-331.

[3] National Research Council (US) Committee on A Framework for Developing a New Taxonomy of Disease. Toward Precision Medicine: Building a Knowledge Network for Biomedical Research and a New Taxonomy of Disease [M]. Washington, DC: National Academies Press (US), 2011: 7-62.

[4] Reardon S. Precision-medicine plan raises hopes [J]. Nature, 2015,517(7536): 540.

[5] Collins F S, Varmus H. A new initiative on precision medicine [J]. N Engl J Med, 2015,372 (9): 793-795.

[6] 杨焕明.奥巴马版"精准医学"的"精准"解读[J].中国医药生物技术,2015,10(3): 193-195.

[7] National Institute of Health. The Precision Medicine Initiative [EB/OL]. (2015-1-20)[2016-3-12]. https://obamawhitehouse. archives. gov/precision-medicine.

［8］ National Institute of Health. The Precision Medicine Initiative Cohort Program-building a research foundation for 21st century medicine［EB/OL］.（2015-09-17）. http://www. nih. gov/precision-medicine-initiative-cohort-program.

［9］ Auffray C，Caulfield T，Griffin J L，et al. From genomic medicine to precision medicine：highlights of 2015［J］. Genome Med，2016,8(1)：12.

［10］ 张佳星. 推进精准医学发展 助力健康中国建设——访中国工程院院士. 中国医学科学院院长曹雪涛委员［N］.科技日报,2015-3-10(1).

［11］ 王秋菊. 精准医学与聋病防控［J］.中华耳科学杂志,2015,13(2)：191-196.

［12］ Baltimore D，Berg P，Botchan M，et al. Biotechnology. A prudent path forward for genomic engineering and germline gene modification［J］. Science，2015,348(6230)：36-38.

［13］ 赵晓宇,刁天喜,高云华,等. 美国"精准医学计划"解读与思考［J］.军事医学,2015,39(4)：241-244.

［14］ 陈长仁,何发忠,周宏灏,等. 精准医学的基础研究与临床转化［J］.中国药理学通报,2015,31(12)：1629-1632.

［15］ 杨汀,蒋典华.美国杜克大学的转化医学实践［J］.转化医学研究(电子版),2011,1(1)：7-21.

［16］ 钱阳明,周山.转化医学中心：激励医生创新药物临床研究的特殊机制和平台［J］.转化医学杂志,2012,1(2)：121-123.

［17］ 王青,林爱芬,周文君,等.我院人体组织生物样本库的建立和应用［J］.中华医院管理杂志,2010,26(2)：150-153.

［18］ 马超,张占军,王永炎.转化医学实践的探索——以大样本社区老年脑健康筛查及认知障碍干预的研究为例［J］.北京中医药大学学报(中医临床版),2012,19(1)：10-13.

［19］ 李青,刘超.转化医学：药物研发的新契机［J］.药品评价,2011,8(11)：8-12.

［20］ 贺林.新医学是解决人类健康问题的真正钥匙——需"精准"理解奥巴马的"精准医学计划"［J］.遗传,2015,37(6)：613-614.

［21］ 李春申."整体医学"概论［C］//中华中医药学会. 2011 全国中医药肿瘤学术年会论文集. 北京：［出版者不详］,2011：286-288.

［22］ 李春申."整体医学—整体治疗法"学说之概论［C］.庆祝建国 60 周年中医药名家高层论坛论文集. 北京：［出版者不详］,2009：128-132.

［23］ 曹雪涛院士谈精准医学［J］.人人健康,2015(7)：14-16.

［24］ Cader M Z，Filer A，Hazlehurst J，et al. Performance of the 2010 ACR/EULAR criteria for rheumatoid arthritis：comparision with 1987 ACR criteria in a very early synovitis cohort［J］. Ann Rheum Dis，2011,70(6)：949-955.

［25］ de Hair M J，Lehmann K A，van de Sande M G，et al. The clinical picture of rheumatoid arthritis according to the 2010 American College of Rheumatology/European League Against Rheumatism criteria：is this still the same disease?［J］. Arthritis Rheum，2012,64(2)：389-393.

［26］ Xu Y，Wang L，He J，et al. Prevalence and control of diabetes in Chinese adults［J］. JAMA，2013,310(9)：948-959.

［27］ Peng X. China's demographic history and future challenges［J］. Science，2011,333(6042)：581-587.

［28］ Concato J. Is it time for medicine-based evidence?［J］. JAMA，2012,307(15)：1641-1643.

［29］ 张华,詹启敏.实施医学创新驱动 促进转化医学发展［J］.中国研究型医院,2015,2(2)：9-15.

［30］ 张华,詹启敏.精准医学的需求与挑战［J］.中国研究型医院,2015,2(5)：17-25.

2 精准医学关注的科学问题

精准医学关注的重大科学问题主要包括：疾病发生发展机制的阐释,回答疾病发生的本质问题[1];标志物的发现和早期诊断方法的探索建立,提供疾病治疗的有效时机;靶向治疗药物的研发,特异性地有效治疗疾病;分子诊断(分子分型、分子分期),为个体化治疗和预后判断提供科学依据[1]。目前国内外都在极力推动精准医学,主要有三个方面的原因:第一是基因组学、生物芯片及蛋白质组学技术的发展促进了人类基因组测序技术的革新;第二是分子影像、介入、内镜及微创技术等诊疗技术的进步;第三是大数据分析工具的出现。这些新技术的发展促进了精准医学时代的到来[2]。

2.1 阐释疾病发生发展机制

精准医学是以个体化医疗为基础,随着基因组测序技术快速进步及生物信息与大数据科学的交叉应用而发展起来的新型医学概念与医疗模式[3]。本质上是通过基因组学、蛋白质组学和医学前沿技术,对于大样本人群与特定疾病类型进行生物标志物的分析鉴定、验证与应用,从而精确寻找到疾病的原因和治疗的靶点,并对一种疾病的不同状态和过程进行精确亚分类,最终实现对于疾病和特定患者进行个性化精准治疗的目的,提高疾病诊治与预防的效益[3, 4]。

在疾病分类方面,由于人们对疾病本质的了解还处于初级阶段,现行的国际疾病分类标准主要是基于症状、病变组织和细胞镜检及其他实验室和影像学技术[3]。世界卫生组织采用的国际疾病分类,仍大多沿用 2000 年前依据临床症状、部位及器官的方式来命名疾病。然而,诸如类风湿关节炎、多发性骨髓瘤、慢性肾病等名称仅反映了一种静态的功能状态，无法整合分子水平数据，无法反映疾病病因及发病机制，也无法提示临床医生根据疾病的驱动因子进行治疗，从而阻碍了对疾病及各种致病因素之间复杂的相互关系的准确描述[5]。同时，在循证医学研究中将疾病简单地划分为早期、中期、晚期或是轻度、中度、重度，导致在模糊诊断基础上的模糊评估及分期，对病情判断、治疗指征及疾病预后起了误导作用。目前循证医学研究手段及思维方法的目的是实现从基础到临床的转化，但这种转化效果并不明显[6]。大量的科学发现并不能直接运用到临床治疗中，而传统的个体化治疗观念没有根本改变，医生仍然在依靠个人直觉和有限的经验调整药物剂量，或是频繁换药，导致临床诊断失误（误诊和漏诊）率高达 15％[7]。在此基础上，逐渐产生了精准医学的疾病分类[8]。精准医学中的疾病分类是基于分子表型的疾病新分类系统，是将表型、基因型与现行国际疾病分类相组合[3]，如 2 型糖尿病依据特定的基因缺陷分为葡萄糖激酶突变型和肝细胞核因子变异型。

随着科学技术的发展和二代基因测序技术的产生，不仅疾病分类将变得愈发复杂，新的遗传变异也正在以惊人的增速不断挑战着人们愈发绷紧的神经。基因二代测序和深度分析能帮助人们更好地理解肿瘤发生、发展过程中基因突变的数目、位置及方式，而人们更应该理解肿瘤发病过程中驱动基因突变及诱导促进突变选择过程的机制。例如，Westcott 等对比、识别致癌物诱导肺癌的基因突变谱及 *Kras* 驱动突变型肺癌的遗传活性差异，发现两者有相同的起始突变，而 *Kras* 驱动突变型肺癌中有高水平的非整倍性和拷贝数变异[9]。他们还发现野生型 *Kras* 基因可作为非小细胞肺癌的抑制剂，*Kras* 的种系状态在肺癌起始时的突变选择中起重要作用，并强调理解肺癌复杂突变谱的重要性[9]。尽管部分基因突变被证实与某种疾病密切相关，但是它们在疾病发生、进展和转归全过程中到底发挥何种作用仍不得而知[10]。人类基因组计划、全基因组关联分析（genome-wide association study，GWAS）、国际人类基因组单体型图计划（International HapMap Project）、表观路线图（NIH Roadmap Epigenomics Mapping Consortium）、DNA 元件百科全书（Encyclopedia of DNA Elements，ENCODE）等大型组学项目的顺利完成，推动着生命科学领域的重要变革[9]。这也促使高通量测序、高性能质谱技术在生命科学研究中快速发展，进而产生海量有价值的"生物大数据"，如基因组学、转录组学、代谢组学、蛋白质组学等生物数据。整合分析大量多重组学数据和临床资料，构建疾病与健康的知识网络，将有助于疾病发生发展和不同病理阶段的准确分类，从而为患者提供个性化的诊断和准确的治疗方案[11]。

尽管如此，中国科学院院士陈润生指出，目前了解到，人们仅真正读懂了 3% 的人类遗传密码，而其余 97% 的遗传密码规律尚不明确，需要进一步研究和探索。可见，我们对人类基因组的了解仅仅是冰山一角，还有太多的知识有待发现。只有把基因组中所有基因序列的功能和作用研究清楚，人类才会对自身遗传密码有一个完整、全面的认识[12-14]。精准医学是以个体化医疗为基础，联合遗传学检测技术发展而来的新型医疗模式。这些新技术对遗传物质及其产物进行检测，以便更深入、更准确和更全面地反映疾病的本质特征，为疾病诊断和治疗以及健康管理提供依据[15]。

精准医学在疾病发生发展方面将会产生重大作用。疾病的发生和发展是一个复杂的过程，涉及基因组、转录组、表观遗传学、蛋白质组及代谢组等多个不同层次。单组学数据的分析往往只能体现出疾病样本一个层面的变化，在筛选疾病靶点方面具有很大的局限性。通过对多层次疾病组学数据的综合分析，将有助于人们对疾病形成更加系统全面的认识，为药物研发、临床诊断及个性化治疗提供更多有用的参考信息。但多组学数据的整合分析研究尚未成熟，亟待开发出通用的数据整合和分析方法，以充分利用已产生的多组学数据，并通过不同层次单一组学数据、两种或两种以上组学数据整合策略，应用于疾病的靶点筛选[12]。疾病的发生和发展是一个复杂的过程，不是由单一因素导致的，涉及基因组、转录组、表观遗传学、蛋白质组、代谢组等多个层面。而单组学数据的分析只能反映疾病的某一种状态和变化，很难解释疾病的整体状况，这使疾病的靶点筛选具有很大的局限性。而疾病多组学数据的整合分析将有助于人们对疾病形成更为全面、系统的了解，为临床药物研发、临床诊断及个性化治疗提供更为有效的信息。但多组学数据整合分析尚不成熟，各组学平台的数据缺少标准化，需要开发一个标准、通用的数据集成和分析方法，将已生成的多组学数据通过不同层次、不同方式的整合策略应用于疾病的靶点筛选[16]。"百万人基因组计划"收集被招募者的各种信息，包括个人基本信息、疾病信息、家族史信息、住院及每次用药的信息、相关社会环境信息等，这些信息都会影响被研究者，并随着时间推移而发生变化。有关被研究者的情况和行为数据，可以通过用可穿戴设备进行 24 小时的监控和采集（如血压、步行时间和路程等），为以后的大数据分析奠定基础。该计划将会把采集的具体数据做成电子样本数据库，包括基因数据、生物样本、电子健康记录、饮食习惯、生活习惯等，以便用来研究新的发病机制、相关药物的基因组学机制，寻找药物的靶点[17]。

医院作为疾病管理的主要场所，已从以药物治疗作为主要管理内容的临床管理，转变为对疾病发生发展的全过程进行管理[7]。精准的疾病管理是根据个体特征的差异，整合基因组学技术、测序技术、计算机生物学分析方法、医学信息学等方法对疾病风险、疾病特异性动态标志物、药物毒理、敏感性以及预后复发进行监测分析，从而制订有针对性、个性化的预防和治疗方案。例如，肺癌的精准医学需要理解并掌握肺癌基因组学、表观遗传学、代谢组学以及肺癌患者临床表型等方面的信息，同时要验证药物治疗的机制、效果，制订标准有效的治疗方案，最终推广应用。

2.2　生物标志物和早期诊断

精准医学的发展主要依据基因突变、表观遗传学和变异，迫切需要生物特异性标志物明确每种基因异常，如基因转换现象、脱嘌呤作用、脱氨作用、滑链错配、旁路复制倾向、DNA 修复诱导变异或突变等[18]。生物标志物是精准医学实施的必要因素之一，在招募合适标准患者，监测治疗策略的成效，预测医学和健康医疗的成果中起重要作用。精准医学标志物的重要性体现于对候选标志物进行验证需有清晰的标准，如生物标志物的人体组织特异性、疾病亚型和级别特异性、临床表型特异性、成效特异性、靶向机制特异性等[18]。生物标志物广义的概念是指分子能代表或反映生物学过程的改变，包括疾病标志物、药物标志物等。疾病标志物应反映疾病相关的特异性、严重性、动态性、敏感性、可跟踪性、稳定性、重复性及可靠性，同时能提高临床诊断和疾病判断的精确性，监测疾病进展和治疗成效，识别疾病级别和亚型，预测患者预后。药物标志物能清楚描述并检测药理学、毒性、靶标识别、剂量决策、患者群组、替代临床终点、支持市场/销售及新治疗指标[18]。基因组医学和临床信息学的整合促进了对疾病标志物和药物标志物的识别和验证。目前，仍缺乏有效的预测性标志物以精确地提示癌症患者基因靶向药物的最优疗法。Montero 等近期开发了一项特异、有效的动态 BH3 分析系统（Dynamic BH3 Profiling，DBP），用于测量线粒体中药物诱导的早期死亡信号，从而预测多种癌症类型对化疗（含联合化疗）的反应，这表明精准医学能通过整合患者基因型、临床表型及基于基因型的药物反应表型监测、评估治疗成效或患者对非靶向药物的治疗反应[19]。

在明确的精准疾病分类基础上，通过将基因组、蛋白质组等检测结果与患者的症状、各种临床检查结果相结合，可以达到对疾病进行准确诊断的目的。在疾病的治疗方面，精准治疗以个体对药物的敏感性指导用药，通过对个体发病基因片段设计靶向药物,通过大数据分析药物反应、药物的有效性和敏感性及可能的不良反应等,达到最佳剂量、最小不良反应及最准确的用药时间[3]。美国精准医学以肿瘤治疗作为短期目标,重点从癌症基因组中进一步筛选和鉴定癌症突变基因,并在此基础上制订更有效的癌症诊断、治疗方案[20]。对于不具备强遗传易感性的获得性疾病患者而言,理想的生物标志物对于协助临床医生尽早识别疾病、合理治疗疾病都不可或缺。对预先筛选出并未携带上述特定突变基因的患者,应避免过度治疗——昂贵、无效且潜在较高不良反应风险的靶向抑制剂干预,才不只是望梅止渴[10]。

2.2.1 分子标志物的筛选和鉴定

肿瘤精准医学首要解决的问题是癌症的基因分子分型,以区别于传统的分类方法,如 *HER2* 阳性乳腺癌[采用曲妥珠单抗(赫赛汀)治疗]。TCGA 计划已筛选和鉴定出多种与癌症发生、发展、侵袭和转移等过程有关的关键基因,接下来会利用大样本验证这些基因在癌症诊断、治疗或预后判断中的特异性,从而建立一个全新的癌症精准医学分类模式[20]。

目前,手术后放化疗仍是晚期癌症治疗的主要手段,但是由于晚期癌症患者的机体耐受性差和治疗本身的不良反应很大,亟须采取新的策略以完善治疗措施。测序技术的发展为此提供了突破的可能性。借助基因组测序数据和大规模队列分析,可以鉴定出放疗、化疗等传统方法的敏感基因和抵抗基因,从而保证针对不同的患者采用不同的治疗策略,一方面提升治疗效果,另一方面降低治疗的不良反应。

目前人类已有 5 000 多种疾病与基因突变有关,且每年以几十种的速度递增,主要可以分为单基因遗传病、多基因遗传病、染色体异常遗传病三大类[21]。高通量测序和生物大数据分析已成功应用于多基因遗传病检测、人类生殖健康等临床实践及微生物分子生态学研究,并取得了良好的社会效益和经济效益。此外,通过检测外周循环血液中的肿瘤细胞或肿瘤遗传物质(DNA/RNA),高通量测序在早期肿瘤筛查、肿瘤复发检测、临床疗效评估等方面也具有其独特的优势。

2.2.2 基因筛查

当前,基因测序技术已经应用于常规临床应用,国家卫生和计划生育委员会(国家卫计委)批准用于临床检测的项目包括遗传病诊断、产前筛查与诊断、植入前胚胎遗传学诊断和肿瘤诊断与治疗。从目前的技术发展水平来看,用高通量测序对胎儿染色体非整倍体异常筛查的技术成熟度较高。2016 年 1 月,国家卫计委妇幼保健服务司为规范高通量基因测序产前筛查技术的临床应用和实验室检测工作,在《高通量基因测序产前筛查与诊断技术规范(试行)》的基础上,发布了《高通量测序产前筛查技术管理规范(修改稿)》(以下简称《规范》)。《规范》不仅规定了开展高通量基因测序产前筛查技术的组织管理、临床技术流程、实验室检测要求及临床质量控制,而且还给出了高通量基因测序产前筛查与诊断知情同意书(参考模板)、检测报告单(参考模板)和检测记录单。同时,《规范》还增加了包括基本要求(机构要求、设备试剂要求、人员要求等)和组织要求的临床申请单及临床报告单的参考模板,为试点单位开展高通量基因测序产前筛查与诊断提供了详细的指导[22, 23]。

2.3 靶向治疗药物

2.3.1 精准靶向治疗

癌症精准医学的关键环节在于"治疗",主要包括两方面内容:一方面是转换传统治疗方法,使其实现精准化;另一方面则是开发全新的治疗手段,如"测序指导的免疫治疗"。

传统的临床用药方案大多依据症状体征、辅助检查和影像学资料,对具有相同或相似临床症状的患者采用相同的治疗方法。事实上,不同患者对同一药物的敏感性不同,个体的用药差异与自身的遗传、生活背景有密切联系。而精准医学是将传统的对"症"下药改变为对"人"下药,根据个体的基因特点、环境及生活习惯进行疾病干预和治疗[11]。

精准医疗就是根据患者的个体特征,量体裁衣地制订个性化治疗方案,是以基因检测技术为基础的新的诊疗模式。简单来说,精准医学以基因突变位点为靶点,由基因测序结合临床医生的方案和患者个人体质特性分析出最优方案,进而为每位患者提供最合适的用药指导[24]。在明确的精准疾病分类基础上,精准的疾病诊断需要结合患者的症状、各种临床检查结果及基因组、蛋白质组检测结果等,以达到精确诊断疾病的效果。而在治疗疾病方面,精准治疗的目的是针对不同个体对药物的敏感性指导用药方案,通过针对人体发病基因片段设计靶向药物,通过大数据分析探讨药物可能的反应、药效、敏感性及不良反应等，以达到最佳剂量、最小不良反应以及最精准的用药时间[3]。

2014年，美国癌症研究学会（American Association for Cancer Research，AACR）在癌症进展中特别指出，精准癌症医学的创新性临床试验可分成两大类。一类临床试验称为"篮子试验（basket trial）"，简单来说，是将某种靶点明确的药物类比为篮子，将带有相同靶基因的不同癌症放进同一个篮子里进行研究为篮子试验，"篮子试验"的本质就是一种药物应对不同的肿瘤[25]。第二类临床试验称为"雨伞试验（umbrella trial）"，即撑起一把大伞，将肺癌的不同驱动基因如 KRAS、EGFR、ALK 拢聚在同一把雨伞之下，这把大伞就是将不同的靶点检测在同一时间里完成，而后依据不同的靶基因制订相应的精准靶药物。雨伞试验的最大优势，是将少见的突变事件集中起来[25]。将少见事件变为"常见"事件，不仅有利于加速少见疾病的临床试验，而且对于某一个体获得精准治疗的机会也具有特别的意义[26]。

2.3.2 分子靶向治疗——肿瘤内科治疗进入新的时代

我国肺癌的发病率和病死率全球最高，过去十年间，针对非小细胞肺癌（non-small cell lung cancer，NSCLC）的分子靶向治疗已经取得了显著的进展，成为肿瘤分子靶向治疗的成功典范[26]。表皮生长因子受体基因（EGFR）和棘皮动物微管结合蛋白 4-间变淋巴瘤激酶融合基因（EML4-ALK）是目前临床上肺癌治疗两个最成熟的靶点。EGFR 基因敏感性突变是目前研究最多、证据最充分、了解最深入的分子靶点[26]。自 2004 年 Lynch 等[27]发现 EGFR 基因的 19 和 21 外显子突变是表皮生长因子受体-酪氨酸激酶抑制剂（EGFR-TKI）治疗的敏感靶点后，以 EGFR 基因敏感突变为基础针对非小细胞肺癌的靶向治疗就此开启。IPASS 研究确证了在 EGFR 基因敏感突变阳性的晚期肺腺癌患者中，一线吉非替尼治疗组患者的无进展生存期（progression-free survival，PFS）明显长于化疗组，生活质量较化疗组亦明显改善。随后 WJTOG 3405[28]、OPTIMAL[29]、EURTAC[30]、LUX-Lung 3[31]、LUX-Lung 6[25]等研究进一步证实了厄洛替尼、吉非替尼等 EGFR-TKI 在无进展生存期、生活质量及耐受性方面优于传统化疗，奠定了 EGFR-TKI 在 EGFR 基因敏感突变阳性晚期非小细胞肺癌治疗中的地位。EGFR 基因敏感突变的发生率具有明显的种族差异，在高加索人晚期肺腺癌患者中只有 17%，而在我国的患者中占约 50.0%[32]。这意味着我国有更多的患者可以接受 EGFR-TKI 治疗。随着分子靶向治疗的出现和发展，传统的组织学分型中非小细胞肺癌的病理分型逐步发展成为基于分子生物学的分型，并用以指导临床的分子靶向治疗。19 世纪末 20 世纪初，德国免疫学家保罗·埃尔利希（Paul Ehrlich，1908 年诺贝尔生理学或医学奖获得者）提出"魔弹"（magic bullet）的概念。其基本理念包括两方面：首先确定"靶"，即致病原因（微生物或分子）；其次可设计出针对"靶"的神奇化合物（"魔弹"），该化合物选择性（只针对"靶"）发挥药理作用，而对非靶点无杀伤或无明显不良反应。"魔弹"理论确立了最朴素的精准医学概念，保罗·埃尔利希因此被誉为"化疗之父"，自此开启了药物治疗的新时代[20]。

传统化疗仍是较为初级的"靶向"治疗，药物靶点基本锁定在细胞代谢和细胞分裂阶段。化疗药物大部分为细胞毒化合物，不仅杀伤癌细胞，同时对正常分裂细胞也具有杀伤作用，意味着其"区分度"较低，临床不良反应较大。但是由于紫杉醇、铂类化合物等化疗药物具有广谱效应，其仍为当前大部分癌症治疗的首选。因此，寻找更为特异的癌症治疗"靶点"，成为科学家重要的研究方向之一。

精准医学旨在依据人类遗传学、基因组学、二代测序、信号通路、基因相互作用网络、分子调控、功能机制等制定更安全有效的新治疗策略，为开发新的高选择性特异靶向药物提供机会[18]。在新药研发中，精准医学的应用遵从三项原则：人类疾病特异性生物数据库、靶向依赖的下游药理学及疾病特异性生物标志物[18]。有研究者根据人类疾病遗传学验证的靶分子，精确开发针对特定人群的靶向药物。Dolsten 和 Sogaard 两位科学家率先将精准医学的概念引入药物研发中，他们提出了通过精准医学进行新药及诊断方法研发，有利于实践精准医学。新治疗策略的研发需要靶向特定人群，这些人群都携带特定的遗传学变化，如异常基因融合突变、甲基化、乙酰化、蛋白过表达等[33]。精准癌症医学计划有望进一步借助信息分析与基因组测序，解析癌症转移和复发机制，阐明癌症基因组的异质性特征，解释癌症药物抗性原因，建立新的癌症联合用药应用指南等，最终形成对癌症分子分型、精确诊断、治疗应答预测的标志物等一整套精准医学指标[20]。

单一靶点药物可特异性靶向肿瘤细胞。肿瘤为多基因疾病，需要多靶点药物治疗[11]。肿瘤的特点是过度增殖，抗肿瘤药物主要用于抑制肿瘤生长，相应的分子靶标大多数属于激酶与受体。整合分析多组学数据与临床数据，为疾病新靶点的确定提供了更加有效的技术手段。20 世纪 80 年代后期，针对一种过表达 HER2 蛋白的侵袭性乳腺癌亚型，研究人员研发了用于治疗 HER2 过表达转移性乳腺癌的曲妥珠单抗（赫赛汀）[11]。此后，曲妥珠单抗也用于治疗 *HER2* 过表达性胃癌、食管-胃结合部癌及尿道癌，是基因靶向药物的成功范例。在精准医疗时代，更多的药物研发工作将集中针对一种或多种疾病的靶点进行。

除了单一靶点药物之外，新联合治疗策略是同时针对多种因素/靶点，或同时调节相同或不同信号通路中的多种靶分子。例如，Wilky 等进行Ⅰ期临床试验，评估 MEK1/MEK2 及胰岛素样生长因子-1 受体阻滞剂的治疗效应，从而使导致药物耐受的反馈环效应达到最小化[18]。然而，联合靶向治疗策略的关键挑战是如何明确辅助或协同效率、精确或靶向效应，经济成效以及生物或遗传学反应。精准医学治疗策略也能同时靶向疾病类型特异性和持续性、亚型和严重性，敏感性及耐药性。此外，精准医学治疗策略能重新调整人类生物机体内环境或组织内微环境，以改善细胞、组织、器官、机体对普遍或特异性治疗的敏感性或耐受性。Buffie 等的临床前证据表明，通过整合疾病模型、临床研究、基因组学临床分析及数学模型鉴定的毒性微生物，能关联特异细菌分类的缺失与不同抗生素诱导的感染发生[34]。这表明精准医学也能用于鉴定临床相关微生物组的缺陷，并且这种缺陷通过更加复杂的机制支配肠道微生物失衡或疾病的发生。例如，在大部肝切除的患者或动物，肠道微生物的过度繁殖和失衡可导致疾病进展为肠源性败血症，而实验证明肠道给予营养素如纤维素能恢复肠道平衡。由于缺乏确切的靶向分子及微生物组变异的相关认识，这类研究并未用于临床医疗实践中。

2.4　精准医学的分子诊断（分子分型、分子分期）

资料显示，医疗事故为美国第三大致死原因，其中相当一部分人死于误诊[35]；英国医疗研究所报告称，英国误诊的医疗成本每年高达 1.6 亿英镑[36]；我国临床医疗中每年的误诊人数约为 5 700 万人，总误诊率为 27.8%，器官异位误诊率为 60%，恶性肿瘤平均误诊率为 40%[37]。随着人类基因组计划的完成，分子诊断技术在临床的应用越来越广泛。当今，分子诊断学已经成为一门独立的学科，作为临床医学的重要组成部分，分子诊断新的方法、新的技术、新的指标不断涌现，为临床精准医疗提供了重要保障。基因芯片技术、二代测序技术等分子诊断新技术的临床应用领域不断扩展，在进一步带动分子诊断学科发展的同时，也对分子诊断行业提出了更新、更高的要求。

2.4.1 标识基因筛查：精准诊断的先锋

目前，临床诊断主要依赖于表型特征，如症状、体征、物理和生物化学检查等，而精准医学的诊断是立足于基因组大数据的疾病分类系统[22]。因此，从表型诊断到基因型诊断的转变就是精准医学发展的首要目标[29]。近年来，随着生物传感器、可穿戴设备的普及，更增加了每个人的实时生理、病理数据，全球生物医药的数据呈直线上升趋势[36]。大数据的可获得性使诊断治疗的精准性成为可能。真正的精准医疗是在掌握基因组信息的前提下，对疾病采取针对性治疗，甚至可以预防疾病的发生[38]。比如目前国内推广的"药物敏感性耳聋(*mtDNA 1555A→G*)"基因检测可以通过基因检测确认存在药物性耳聋的相关基因，避免使用相应药物，就可有效预防药物敏感性耳聋的发生。精准的表型和基因型相关联的分析、标识基因的鉴定将成为建立基于基因型的疾病分类新体系的关键[30]。尽管目前疾病的全基因组关联分析获得了大量的疾病遗传标志位点[31]，但其临床应用价值仍需进一步验证。

目前，基因组学在新形势下已经完成了从基因组学(以 DNA 序列为研究主体)到基因组生物学(以生物学命题为研究主体)再到基于谱系的基因组生物学(以生物谱系，如哺乳动物为研究主体)的"凤凰涅槃"。

基因组学领域本身已发生革命性变化：①人类基因组在过去 500 代人(假设 20 年为一代人)里积累的群体多态性会在未来的 5 年内全部找出来，这些多态性与人类疾病的关系也会在未来的 10 年里基本搞清楚，模式哺乳动物(如小鼠和大鼠)基因组的相关信息也会逐渐全部获取。②DNA 测序可以用来确定 DNA 分子上的种种化学修饰，这些化学修饰可以用来评价基因表达调控机制。③DNA 测序可以用来评估染色体的构象，而染色体构象与个体发育和细胞分化都密切相关。④DNA 测序可以用来研究单个细胞的基因表达，而单细胞里单个基因的表达是基因功能调控的最基本信息。⑤DNA 测序可以用来评价染色体的物理状态，比如核小体的定位和组分蛋白质(如组蛋白)的化学修饰等，这些信息与基因在高层次的调控有关。可见，DNA 测序将不再停留在测定基因组本身的序列和多态性，会延伸到其他相关"组学"领域的研究。

基因组信息需与表观遗传学、代谢组学、临床表型(症状、体征、生化、影像和病理学特征)进行高效整合形成完整的个体生物学数据集，才能满足对疾病异质性的实证分析需求，从而为精准医疗提供依据[22]。当前，基因组学已经完成了从基因组(以 DNA 序列为研究主体)到基因组生物学研究(以生命科学为研究主体)的转变,以基因组精细结构注释、基因组功能多样性和复杂性阐释为核心的功能基因组学已成为生命科学的重要发展方向,同时也是应对未来医疗挑战的关键[39]。随着基因测序的资本化运作以及基因检测成本的下降,基因组学技术将在以下几个方面显著发展。①与临床数据整合。随着遗传与疾病风险的关联性越来越为人所了解(如镰状细胞贫血、地中海贫血、囊性纤维化等),医学研究者正致力于将基因组数据整合到临床诊疗工作中,从而缩小生物数据解释与临床诊断、治疗之间的差距。②药物基因组学。随着药物基因组学检测的发展,医生无须使用同种标准为不同患者开具药方,可以直接根据患者的特定因素,包括年龄、性别、种族和基因组等开具最佳的药物。目前,研究人员已经确定了几百个与药物代谢相关的基因,基于基因组的药物代谢检测,医生可以确定个体对特定药物的代谢速率,同时也有助于减少资源浪费和不良医疗事件发生,使治疗更加有效。③液体活检技术。作为体外诊断的液体活检技术就是通过血液或者尿液等对疾病做出诊断。其优势在于通过非侵入性取样降低活检对患者的危害,有效延长患者生存期。相较于全基因组检测方法,液体活检能检测到特定的亚型,对癌症治疗决策有很大的影响,能提供疾病早期线索以及预测疾病是否会扩散等信息。

2.4.2 建立新的疾病分类体系

随着人类基因组测序技术和高通量组学技术的快速发展,人类对疾病的认识逐步深入[4]。疾病临床症状的发生、发展一定是基于大量复杂的深层次分子生物学改变,只有对疾病从分子生物学水平进行较深层次的理解,才能开发出符合精准医学理念的治疗方法[4]。这就需要将新出现的分子医学知识结合到疾病分类系统中建立新的疾病分类体系,当前世界卫生组织建立的国际疾病分类标准不能提供足够的疾病相关的分子医学信息,使得临床诊断和治疗与分子医学的研究成果分割开来。而精准医学建立的新疾病分类系统,将较大程度地整合分子医学与临床医学数据[4]。

精准医学是将个体疾病的遗传学信息用于指导其诊断或治疗的医学,关键在于将"遗传学信息"与"疾病诊断治疗"相结合[25]。遗传学信息包含了 5 个方面的遗传学变异:①单碱基突变(点突变),在 DNA 或 RNA 中一种核苷酸被另外一种核苷酸替换的变异;②额外的基因拷贝(基因扩增),某一特异蛋白质编码基因的拷贝数选择性增加而其他基因并未按比例增加的过程,如乳腺癌 *HER2* 基因扩增;③DNA 大段缺失,DNA

的缺失可能导致那些在阻止或控制癌症生长方面发挥重要作用的基因的缺失;④基因重组,在生物体进行有性生殖过程中控制不同性状的基因重新组合,如 *EML4-ALK* 融合基因;⑤基因突变引起的表观遗传学改变,如现在常提到的甲基化、微 RNA (microRNA)等。以上几个方面基本上涵盖了目前癌症分子诊断和精准治疗的分子生物学基础。

人类疾病是由复杂的多种因素综合影响的结果,并且每一种疾病针对不同患者表现出的症状有所不同,因此仅通过临床上的影像诊断和病理分析等难以准确诊断和分类疾病[6]。整合分析生物学信息以及临床症状和体征信息,能够更加准确地确定各疾病的亚型[40]。在乳腺癌中,不同的分子亚型在临床症状、治疗反应和效果方面有明显差异[41]。而不同分子亚型的细胞淋巴瘤患者临床预后差异显著[42]。除此之外,综合分析基因表达谱、蛋白质表达谱及临床医学信息,研究人员提出了新的孤独症亚型,这一成果不仅加强了孤独症诊断的准确性,也为后期选择有效的治疗方案提供了依据[43]。

在精准医学时代,病理医生需要依据各种基因检测方法[12][包括荧光原位杂交(FISH)、聚合酶链反应(PCR)和实时定量 PCR(RT-qPCR)、比较基因组杂交(CGH)]以及其他一些高通量分子检测技术[如基因表达谱(GEP)、二代测序、阵列比较基因组杂交等]对肿瘤进行分子分型(或分子诊断)。这些分子分型中的各个亚型常与患者预后相关,因此也与个体化治疗相关[20]。例如,传统的组织学分型可将非小细胞肺癌进一步分为腺癌、鳞状细胞癌和大细胞癌等亚型,现在可以进一步按基因表达谱对非小细胞肺癌进行分子分型,该分型能预测不同分子亚型的非小细胞肺癌有不同的预后。又如,结合基因表达和基因组分析,能将尿路上皮癌区分出两个不同的分子亚型和分子分级,以及与预后相关的不同基因标签。最近,世界卫生组织(WHO)和国际泌尿系统疾病咨询组织(ICUD)对用于膀胱癌筛选、早期诊断和监测的分子标志物的敏感性和特异性进行评估。虽然传统的细胞学检查对膀胱癌诊断有很高的特异性,但敏感性不足 50%,因此在膀胱癌筛选和早期诊断时,细胞学检查的漏诊率较高[45]。应用新的分子标志物 *BATstat*、*MMP22* 和 *FISH*(*UroVysion*)对膀胱癌进行诊断有较高的敏感性和特异性,世界卫生组织、国际泌尿系统疾病咨询组织对这些分子标志物的应用达成共识,临床上可依据不同情况选择合适的标志物进行检测[44]。

新的分子检测技术并不是取代传统的病理诊断技术,而是丰富了癌症诊断手段。分子诊断必然会越来越多地应用于临床实践,未来的病理报告将是传统的组织学诊断和分子诊断互相结合和互相补充[10]。我国的一些医院病理科和病理研究所已经开始将这些技术结合起来。例如，天津血液病医院将组织病理、细胞病理、免疫组织化学、细胞遗传和分子病理等技术完整地结合在一起，为临床提供了一个更准确、更全面的病理报告。

2.5 多学科交叉

精准医学作为一种新的医学模式，需要一个庞大的相关知识体系作为支撑，由多学科共同完成疾病基础数据的积累与分析[41]。同时也要由多学科完成精准的疾病分类与诊断，为患者制订个性化的疾病预防和治疗方案。

尽管基因测序能够指导临床医生对患者的诊断分类、治疗反应、临床预后做出早期判别[22]，但疾病的发生、发展是受到多重因素影响的复杂过程，就像生产硅胶奶嘴，产品出现缺陷，可能是设计图纸（基因）的问题，也可能是模具问题或是硅胶原料的问题，还可能是生产机器出了问题或是生产过程操作不当[28]。因此，仅依据基因测序，无法做到精准的诊断，还应结合蛋白质组、代谢组等相关内环境信息，以及临床表现、生理指标和环境参数进行综合分析。而且，精准是相对的，是与以往诊断的准确性相比较而言的，要求绝对意义上的精准是不现实的[28]。

伴随着遗传学、信息学与影像学的交互融合，伴随着细胞分选、实验胚胎学、蛋白质组学以及代谢组学技术的更新换代，"精准医学"的触角正在不知不觉地广泛延伸，它不仅将全新界定疾病的分类，而且必将深刻影响临床医生的诊疗决策与患者的预后结局[5]。实现精准医学需要在基础生物医学和临床医学之间建立实际的转化研究和紧密的接轨机制。2011年，美国基因组学与生物医学界的智库发表了《迈向精准医学：建立生物医学与疾病新分类学的知识网络》的报告，宣示基因组学的研究成果和手段如何促成生物医学和临床医学研究的交汇，从而编织新的知识网络[34]。

大数据是能够改变未来健康和医疗产业版图的重要资源，可用于分子诊断、精准外科、精准内科、再生医学和创新药物等领域。大数据不仅将临床治疗推向新时代，发挥着对医改的科技支撑作用，而且将医疗保健和疾病预防变得更加个性化、精准化[30]。这种变化是一种从未有过的爆炸性革命。

大数据不仅为生物医学研究带来了新的技术手段，还可能大幅度降低医疗费用[30]。

麦肯锡全球研究院报告认为，如果美国医疗保健行业对大数据进行有效利用，就能把成本降低 8% 左右，从而每年创造超过 3 000 亿美元的产值。基于大数据的精准医学发展前景十分广阔。比如在精准外科学方面，智能电子手术刀 iKnife 的探针可以将电荷烧灼人体组织产生的蒸汽导入质谱仪，在 2 秒内完成化学成分分析，让外科医师知道正在切除的是正常组织还是肿瘤组织[35]。在精准内科学方面，一个应用是精准用药，医生可以通过基因组测序结果指导临床用药，首先是选择用什么药，然后是用多大剂量，做到精准用药；另一个应用是合成生物学领域，旨在研究设计出具有一定功能的基因模板，通过操控微生物，从而找出制造功能生物体甚至能源替代品等更有效的新方法。实际上在内科学方面，我们可以精准地调控生理的状况[30]。比如把尿酸维持在一个健康的状态，防止痛风。在免疫学方面，过去经常讲免疫制剂，我们用合成生物学的理念，通过定量的试剂，保证每个人的免疫力平衡，使其处于个性化的健康状态，这些都是精准医学的理念。

有效利用生物医学大数据的重要基础是"聚类"[6]。整合多种组学数据及将组学数据和临床数据结合并用于临床诊断、药物开发等精准医学范畴，需要统计基因组学、临床应用生物信息学、病理学、治疗等多领域专家有效协作才能实现[11]。

由于精准医学研究计划涉及临床样本和健康人群的信息收集、临床资料的分析、个体化医疗的实施等方面，医疗行业特点明显，也就是说，既要研究数据"众筹"，也要临床实践实施方式"众享"[41]。精准医疗的实现需要由卫生行业权威机构牵头，联合国家相关部门及全国各医疗机构、大学、医学院和信息科学研究机构共同实施。在计划的具体实施中要充分发挥我国特色：在生物样本选取上，要发挥我国病种全、病例多的优势，开展千万人基因组测序计划；在学科协作上，发挥资源优势，通过顶层设计整合资源，凝练和攻克交叉难题，弥补我国自主研发医疗设备的短板。

目前，精准医学的发展主要集中在人体重要疾病[22]，如肿瘤、心血管疾病等，而可调节的人体微生物群落却被忽视了。DNA 测序技术的发展使探究微生物群成为可能，也使人类开始正视机体皮肤和黏膜腔内存在着的令人无比惊讶的庞大生态系统[28]。越来越多的证据表明，机体微生物群并非生而不变，实际上是人类后天免疫功能、生命早期组织器官形成、饮食方式、抗生素暴露及其他环境因素的综合作用结果[10]。我们相信，随着对微生物群落与健康和疾病关系研究的深入，会发现更多用于诊断、治疗和预后判断的微生物群落标识，将为精准医学的发展做出积极的贡献[15]。我们有理由相信医学前沿科技进步会在不久的将来显著惠及国民健康与疾病防治,为全面建设小康社会贡献力量。

精准医学的发展,涉及现代遗传技术、分子影像技术、生物信息技术等,仅仅建立精准医学所需的疾病知识网络就将是一项浩大的工程[40]。在此基础上,还需要进行精准的疾病分类及诊断,制订个体化的疾病预防和治疗方案。从这个层面可以发现,精准医学的实施必须通过多学科甚至多机构之间的协作才能完成。此次美国提出“精准医学计划”提示我们,基础医学,尤其是基因组学、蛋白质组学、代谢组学等领域的科学研究不能单打独斗,应注重整合基础医学研究与临床研究的优势力量,高度重视临床样本资源以及临床数据的互通共享和信息挖掘,推动开展个性化、精确化的疾病病因学研究,帮助寻找精确化的治疗靶点和治疗药物[4]。

精准医学是临床转化医学的组成部分[27],将整合利用多种组学技术、二代测序技术、基因组学、计算机生物学分析、医学信息学和临床信息学等多学科领域的大数据资源[22]。随着基因测序行业的快速发展、生物医学分析的日渐成熟和生物大数据云计算技术日新月异的发展,将会从以前的“对症医疗”模式逐步转化为“对个体医疗”的精准医疗模式,将针对每位患者独特的生物医学特征制订个性化的医疗方案[30]。这种精准医疗将以个人基因组信息为基础,结合代谢组学、蛋白质组学等相关内环境信息,为患者量身制订最佳治疗方案,以期达到治疗效益最大化和医疗资源配置最优化。

2.6 综合型防控措施

精准医疗具有预防性[12]。传统医疗以患者的临床症状和体征确定药物和使用剂量、剂型,即在已经出现症状和体征后开始治疗或用药。而精准医疗可通过筛查、诊断、治疗等预防重大疾病的发生,实现由“被动医疗”向“主动预防医疗”的转变。

2.6.1 癌症的精准预防

目前,在对癌症的有效治疗手段相对有限的前提下,开展癌症预防的意义更为重大,而早期预警是重要的保证,乳腺癌 *BRCA-1*(Breast Cancer 1)和 *BRCA-2* 基因的筛查为典范之一。*BRCA-1* 和 *BRCA-2* 是两个抑癌基因,其编码的蛋白质主要修复损伤的 DNA 以保证基因组的完整性,它们的突变可导致细胞突变增加进而发生癌变[20]。5%~10%的乳腺癌患者和约15%的卵巢癌患者存在 *BRCA-1* 和 *BRCA-2* 基因突变,这种突变可使癌症发现时间明显提前。因此,可对具有乳腺癌家族史的人群定期开展基因检测,有效评估癌症发展情况,以尽可能保证在癌症早期实现疾病干预[20]。利用基因组测序技术和随后的大样本验证,鉴定出有效的癌症发病关键基因,就能在早期对多种高危人群包括有家族史、不良生活史、病毒感染等的人群进行筛查,从而对不同患者"量身定制"相关的预防措施。这种做法有两方面的重要意义:一是减轻患者痛苦和提升治疗效果;二是为更多肿瘤干预手段的介入提供最佳时间节点,以及开发更廉价的预防药物等[20]。

2.6.2　大数据时代的疾病风险评估与健康指导

过去很长一段时间内人们只有在身体不适、已经患某种疾病时才去寻求专业医疗的帮助,而此时疾病往往已进展至较为严重的阶段,错过了最佳的治疗时间。大数据时代的到来,特别是基因组、转录组、表观遗传学、蛋白质组、代谢组、微生物组等生物大数据的不断积累,为利用多重组学数据评估健康人群的患病风险提供了重要的理论依据,《黄帝内经》提出的"上医治未病"有望成为现实[11]。

2.6.3　精准健康管理

根据世界卫生组织的健康公式,人的健康状况15%取决于遗传因素,70%以上取决于生活方式及环境。实现精准的健康管理是精准医学的长期目标,也是最终目标,是根据个体或群体的健康状况结合个体遗传特征进行全面监测、分析和评估,提供健康咨询和指导及对健康危险因素进行干预的精细化的健康管理科学[5,27]。精准健康管理不仅包括"未病先治"概念,还包括通过建立一个完整的由数据支撑的健康模型提供一系列的健康指导,提高生命质量[2]。

精准医学理念的提出是集合了诸多现代医学科技发展的知识与技术体系,体现了医学科学发展的趋势,也代表了临床实践发展的方向[2,12]。与以往的医学理念相比,其进步之处是将人们对疾病机制的认识与生物大数据和信息科学相交叉,精确进行疾病分类及诊断,为疾病患者(目前主要是乳腺癌、白血病)提供更具针对性和有效性的防疗措施,既有生物大数据的整合性,也有个体化疾病诊治的针对性和实时检测的先进性,相信会带来一场新的医疗革命并将深刻影响未来的医疗模式[45]。

参考文献

[1] 朱国旺.转化医学为个体化治疗提供解决之道[N].中国医药报,2013-08-27(5).

[2] 詹启敏.中国精准医学发展的战略需求和重点任务[J].中华神经创伤外科电子杂志,2015,1(5)：1-3.

[3] 梅甜,张洋,胡珊,等.精准医学体系的构建及其面临的挑战[J].中国数字医学,2016,11(1)：44-48.

[4] 赵晓宇,刁天喜,高云华,等.美国"精准医学计划"解读与思考[J].军事医学,2015,39(4)：241-244.

[5] 杨焕明.奥巴马版"精准医学"的"精准"解读[J].中国医药生物技术,2015,10(3)：193-195.

[6] 肖飞.转化医学是实现精准医学的必由之路——思考精准医学、循证医学及转化医学之间的协同关系[J].转化医学杂志,2015,4(5)：257-260.

[7] 肖飞.从循证医学到精准医学的思考[J].中华肾病研究电子杂志,2014,3(3)：123-128.

[8] Jaffe S. Planning for US Precision Medicine Initiative underway [J]. Lancet, 2015,385(9986)：2448-2449.

[9] Westcott P M, Halliwill K D, To M D, et al. The mutational landscapes of genetic and chemical models of Kras-driven lung cancer [J]. Nature, 2015,517(7535)：489-492.

[10] 王欣."精准医学"变革[J].中国医院院长,2015(12)：30-34.

[11] 李艳明,杨亚东,张昭军,等.精准医学大数据的分析与共享[J].中国医学前沿杂志(电子版),2015,7(6)：4-10.

[12] 张华.精准医疗,医疗界新革命[J].经营者,2015(6)：285-286.

[13] Terry S F. Obama's Precision Medicine Initiative [J]. Genet Test Mol Biomarkers, 2015, 19(3)：113-114.

[14] 罗朝淑,刘晓军.发展精准医学,我们面临哪些难题[N].科技日报,2015-6-10(8).

[15] 朱雄增.精准医学时代下的精准诊断[J].中华病理学杂志,2015,44(7)：442-443.

[16] 谢兵兵,杨亚东,丁楠,等.整合分析多组学数据筛选疾病靶点的精准医学策略[J].遗传,2015,37(7)：655-663.

[17] 胡庆澧.精准医学：一个热门话题及其启示[J].科学,2015,67(5)：32-34.

[18] 王向东,何明燕,陈成水.精准医学：与临床实践有多远？[J].国际呼吸杂志,2015,35(7)：481-484.

[19] Montero J, Sarosiek K A, DeAngelo J D, et al. Drug-induced death signaling strategy rapidly predicts cancer response to chemotherapy [J]. Cell, 2015,160(5)：977-989.

[20] 郭晓强,黄卫人,蔡志明.癌症精准医学[J].科学,2015,67(5)：28-31.

[21] 王柠,林宇,陈万金.神经遗传性疾病的基因学研究十年进展[J].中国现代神经疾病杂志,2010,10(1)：71-73.

[22] 刘俊涛.高通量基因测序产前筛查与诊断技术规范解读[J].中国产前诊断杂志(电子版),2016,8(1)：10.

[23] 卫计委妇幼司.高通量基因测序产前筛查技术管理规范(修改稿)[EB/OL].[2016-01-18]. http://www.chem17.com/news/detail/87854.html.

[24] 鲁肃.精准医疗计划：机遇与挑战[J].世界科学,2015(3)：12.

[25] 吴一龙. 精准癌医学: 走向未来的路[J]. 循证医学, 2015, 15(1): 1-2.

[26] 石远凯, 孙燕. 精准医学时代肿瘤内科治疗的发展方向[J]. 中华医学杂志, 2015, 95(31): 2518-2521.

[27] Lynch T J, Bell D W, Sordella R, et al. Activating mutations in the epidermal growth factor receptor underlying responsiveness of non-small-cell lung cancer to gefitinib[J]. N Engl J Med, 2004, 350(21): 2129 – 2139.

[28] Mitsudomi T, Morita S, Yatabe Y, et al. Gefitinib versus cisplatin plus docetaxel in patients with non-small-cell lung cancer harbouring mutations of the epidermal growth factor receptor (WJTOG3405): an open label, randomised phase 3 trial[J]. Lancet Oncol, 2010, 11(2): 121 – 128.

[29] Zhou C, Wu Y L, Chen G, et al. Erlotinib versus chemotherapy as first-line treatment for patients with advanced EGFR mutation-positive non-small-cell lung cancer (OPTIMAL, CTONG – 0802): a multicentre, open-label, randomised, phase 3 study[J]. Lancet Oncol, 2011, 12(8): 735 – 742.

[30] Rosell R, Carcereny E, Gervais R, et al. Erlotinib versus standard chemotherapy as first-line treatment for European patients with advanced EGFR mutation-positive non-small-cell lung cancer (EURTAC): a multicentre, open-label, randomised phase 3 trial[J]. Lancet Oncol, 2012, 13(3): 239 – 246.

[31] Sequist L V, Yang J C, Yamamoto N, et al. Phase III study of afatinib or cisplatin plus pemetrexed in patients with metastatic lung adenocarcinoma with EGFR mutations[J]. J Clin Oncol, 2013, 31(27): 3327 – 3334.

[32] Shi Y, Au J S, Thongprasert S, et al. A prospective, molecular epidemiology study of EGFR mutations in Asian patients with advanced non-small-cell lung cancer of adenocarcinoma histology (PIONEER) [J]. J Thorac Oncol, 2014, 9(2): 154-162.

[33] Dolsten M, Søgaard M. Precision medicine: an approach to R&D for delivering superior medicines to patients [J]. Clin Transl Med, 2012, 1(1): 7.

[34] Buffie C G, Bucci V, Stein R R, et al. Precision microbiome reconstitution restores bile acid mediated resistance to Clostridium difficile [J]. Nature, 2015, 517(7533): 205-208.

[35] 步凡, 庄晓丹. 医疗事故为美国第三大致死原因, 仅次于癌症和心脏病[EB/OL]. [2016-05-04]. http://www. thepaper. cn/newsDetail_forward_1464600.

[36] 王赛特. 看病过程相当于破案 专家呼吁冷静看待误诊率[EB/OL]. [2008-04-24]. http://news. hexun. com/2008-04-24/105534296. html.

[37] 佚名. 国内外疾病误诊率都在 30% 左右[N]. 人民政协报, 2014-9-24(7).

[38] 张广有. 从信息化、大数据到精准医学——我国数字医学的跨越式发展之路[J]. 中华医学信息导报, 2015, 30(11): 17.

[39] 吴家睿. 后基因组时代的思考[M]. 上海: 上海科学技术出版社, 2007.

[40] Dvorkin-Gheva A, Hassell J A. Identification of a novel luminal molecular subtype of breast cancer [J]. PLoS One, 2014, 9(7): e103514.

[41] Collisson E A, Sadanandam A, Olson P, et al. Subtypes of pancreatic ductal adenocarcinoma and their differing responses to therapy [J]. Nat Med, 2011, 17(4): 500-503.

[42] Phipps A I, Limburg P J, Baron J A, et al. Association between molecular subtypes of colorectal cancer and patient survival [J]. Gastroenterology, 2015, 148(1): 77-87.

[43] Higdon R, Earl R K, Stanberry L, et al. The promise of multi-omics and clinical data integration

to identify and target personalized healthcare approaches in autism spectrum disorders［J］. OMICS，2015,19（4）：197-208.

［44］ 杨青,李俊,梁朝朝.核基质蛋白 22 联合尿脱落细胞学检查对膀胱癌诊断的价值[J].安徽医科大学学报,2012,47(2)：220-222.

［45］ 佚名.曹雪涛院士谈精准医学[J].人人健康,2015(7)：14-16.

3 精准医学的发展需求

精准医学的发展是我国医学发展的历史机遇，也是广大人民群众的健康需求。随着我国老龄化社会进程的加剧，重大疾病的防治，特别是慢性病的防治面临着巨大的挑战。我国目前的临床医疗水平、药物研发现状及临床用药都具有很大的局限性，而医学的新技术、新药物及新装备都是医学科技发展的结果。发展精准医学，就要建立国际领先的研究平台，要研发具有自主知识产权的新型药物、疫苗、医疗器械和设备，要为人民群众提供更精准、高效的医疗服务。

3.1 国人健康面临的挑战

2014年，习近平在调研农村医疗卫生事业发展时指出："没有全民健康，就没有全面小康"，健康是老百姓的基本需求。近年来，人口老龄化、环境污染、食品安全问题及人们不健康生活方式等因素对国人的身体健康产生了许多不良影响，由此导致一些重大疾病严重威胁着国人的健康和生命，实现"全民健康"的任务仍面临巨大挑战。

3.1.1 我国疾病防控现状

我国疾病的类型主要分为传染性疾病和非传染性疾病。传染性疾病主要有艾滋病、病毒性肝炎、严重急性呼吸综合征(SARS)、禽流感等，非传染性疾病主要有恶性肿瘤、心脑血管疾病、糖尿病、慢性呼吸系统疾病等。

据统计，我国恶性肿瘤每年新发病例为310万，每年死亡人数为220万；心脑血管疾病每年死亡人数为300多万；高血压患者2.6亿；糖尿病患者超过1亿；慢性肾病患者 1 亿~1.2 亿;老年性疾病如阿尔茨海默病(即俗称的"老年痴呆")、帕金森病等高发;艾滋病病毒(HIV)感染人数 80 万;乙肝病毒携带者 8 000 万;活动性结核病患者 500 多万,人数居世界第 2 位;突发性感染病如 SARS、禽流感等还不时给百姓生活带来威胁。这些重大疾病是造成我国人力资源丧失和经济损失的主要原因,已成为我国社会和经济发展过程中不可回避的严重障碍,是建设小康社会迫切需要解决的问题[1]。

世界卫生组织最近指出,每年超过 300 万中国人"过早死",即在 70 岁之前死于各种非传染性疾病[2]。慢性疾病(慢性病)已经成为国人健康的主要威胁之一,是重大的公共卫生问题。

慢性病的发生和流行与社会、生态环境、文化习俗及生活方式等因素密切相关,伴随工业化、城镇化和老龄社会进程的加快,我国慢性病发病人数快速上升,现有确诊患者 2.6 亿人[3]。中国内地城市白领中有 76% 处于亚健康状态,近 60% 处于过劳状态,35~50 岁的高收入人群中,生物年龄平均比实际年龄衰老 10 年,健康状况明显降低,真正意义上的"健康人"比例较低,不足 3%。据中国慢性病防治工作规划(2012—2015 年)显示[3],影响我国人民群众身体健康的常见慢性病主要有心脑血管疾病、糖尿病、恶性肿瘤、慢性呼吸系统疾病等。慢性病病程长、流行广、费用贵、致残致死率高。慢性病导致的死亡人数已经占我国总死亡人数的 85%,导致的疾病负担已占总疾病负担的 70%,慢性病通常需要长期而系统的治疗,是群众因病致贫、返贫的重要原因,若不及时有效控制,将带来严重的社会经济问题。

3.1.2 我国重大疾病现状

当前,在重大疾病方面,中国面临着巨大的挑战:每年有 310 万癌症新增案例,220 万癌症死亡案例;每年有 300 万心血管疾病死亡案例,我国有高血压患者 2.6 亿;超过 1 亿人数的糖尿病患者以及 1.5 亿潜在糖尿病人群;此外,我国有 80 万 HIV 感染者,8 000 万乙肝病毒携带者,活动性结核病患者有 550 万,这一数字仅次于印度[6]。

3.1.2.1 恶性肿瘤

恶性肿瘤是影响我国居民健康的主要慢性病之一,为城市死因的第 1 位,农村死因的第 2 位。近年来,我国恶性肿瘤的发病率呈现上升趋势。据有关数据显示,我国居民恶性肿瘤病死率比 20 世纪 70 年代中期增加了 83.1%。据近几年我国恶性肿瘤普查结果显示,平均每 10 万人有恶性肿瘤患者 286 人,而死亡人数达到 181 人,病死率比较高。按照我国的人口基数计算,每分钟就有 6 个人被诊断为恶性肿瘤,平均每 5 个恶性肿瘤患者中就有 3 个人死亡,每年恶性肿瘤新发病例是 235 万[7,8]。

3.1.2.2 心脑血管疾病

在我国,心脑血管疾病是造成人口死亡的首位疾病。我国每年死于心血管疾病的患者有近 300 万,农村为 44.8%,城市为 41.9%,心血管疾病已经成为重大的公共卫生问题。而出现各类心血管疾病危险因素的人群数量也已经过亿。目前,人口老龄化、生活水平的日益提高使得我国正进入心血管疾病暴发的"窗口期",我国拥有庞大的心血管药物消费群体。近年来,心脑血管疾病发病率逐年上升,特别是在北方地区,呈现出发病"年轻化"的趋势。近年的相关研究发现,我国女性心血管疾病有发病年轻化的趋势,越来越多的绝经前女性患上心血管疾病,吸烟是引发年轻女性心血管疾病的主要危险因素之一,而且吸烟的同时服用避孕药引起的危害更大。而造成心脑血管疾病发病增多的主要原因在于人们不良的生活方式[9]。

我国第 3 次高血压普查资料显示高血压的发病率为 11.19%,成年人中高血压的发病率 10 年来增加了约 33%,其中 80% 的人不知道自己有高血压。国务院新闻办公室公布的"中国居民营养与健康状况调查"显示,我国成人高血压患病率已高达 18.8%,约为 1.6 亿人,每年还在继续新增 1 000 万高血压病患者。而中国每年死亡的 300 万心血管疾病患者中,50% 都与高血压有关。如果不加以控制,到 2020 年估计中国将有 4 亿高血压病患者[10]。

3.1.2.3 糖尿病

由于生活水平的提高、饮食结构的改变、日趋紧张的生活节奏及少动多坐的生活方式等诸多因素,全球糖尿病发病率增长迅速,糖尿病已经成为继肿瘤、心血管疾病之后第 3 大严重威胁人类健康的慢性病。近 30 年来,我国糖尿病患病率显著增加。1980 年,全人群糖尿病患病率为 0.7%;1994—1995 年全国 19 省市 21 万人群糖尿病流行病学调查显示,25～64 岁年龄段人群糖尿病的患病率为 2.5%。最近 10 年,糖尿病流行情况更为严重。2007—2008 年,在中华医学会糖尿病学分会组织下,研究人员在全国 14 个省市进行了糖尿病的流行病学调查。通过加权分析,在考虑性别、年龄、城乡分布和地区差别的因素后,估计我国 20 岁以上成年人糖尿病的患病率为 9.7%,中国成人糖尿病总数达 9 240 万,其中农村 4 310 万,城市 4 930 万左右。从调查数据看,中国的糖尿病现状已经非常严峻,目前中国已经成为全球范围糖尿病增长最快的地区并且成为世界糖尿病第 1 大国[11]。糖尿病患者人数增速迅猛与中国近 10 年来的城市化进程加快、人民生活水平提高、不健康的生活方式增加导致的城市"富贵病"人群增多密不可分。我国患病人群中以 2 型糖尿病为主,所占比例达到 93.7%。数据显示,我国超过半数的糖尿病患者同时伴随有肥胖,或同时伴随有高血压和血脂紊乱。当高血糖与高血压、血脂紊乱、肥胖三者"会师",不但加大了血糖控制的难度,而且增加了心血管疾病的患病风险。心血管疾病是糖尿病患者的"头号杀手",约 80% 的糖尿病相关死亡与心血管疾病有关。因此,全面降低心血管疾病患病风险是改善"富贵"糖尿病患者生存的关键,也是中国未来 10 年糖尿病防治的一个重要挑战[12]。

3.1.2.4　自身免疫病

自身免疫病是临床发病率较高的一系列疾病,发病率为 0.42%,致残率列残疾人的第 2 位。我国自身免疫病的研究起步晚。自身免疫病致病与很多因素有关,包括意外创伤、体质虚弱、工作或居住环境潮湿或者长期与冷水打交道、过度劳累、微循环障碍、遗传因素、用药不良反应、病毒或细菌感染引起的炎症等。

强直性脊柱炎(ankylosing spondylitis,AS)的病因未明,基因和环境因素在本病发病中发挥作用。已证实,强直性脊柱炎的发病和 *HLA-B27* 基因密切相关,并有明显的家族发病倾向。我国类风湿关节炎的发病率为 0.32%,2 年不正规治疗的患者致残率可达 50%,未经治疗 75% 的患者 3 年内会出现关节畸形。我国多发性肌炎和皮肌炎并不少见,男女比例为 1∶2,肿瘤、病毒感染、免疫异常、遗传是导致患病的主要因素。系统性硬化病是一种原因不明的全身性结缔组织病,本病女性多见,女和男的比例为(3～7)∶1;发病的高峰年龄为 30～50 岁,本病可能是在遗传背景基础上因感染、免疫、内皮细胞功能异常或不明原因的环境刺激而导致的一种自身免疫病。原发性抗磷脂综合征是一种非炎症性自身免疫病,可分为原发性和继发性,男女发病率为 1∶9[13-15]。

3.1.2.5　乙型病毒性肝炎及其他类型肝炎

全球病毒性肝炎感染人数是艾滋病人数的 10 倍以上。在我国,肝炎一直是比较严重的公共卫生疾病之一。全国每年超过 100 万人死于病毒性肝炎相关疾病。1980—2010 年,我国每年报告的病毒性肝炎发病数(各类肝炎报告合计)均位列甲、乙类传染病第 1 位。我国卫生部在 2006 年对全国人群进行乙型病毒性肝炎(简称"乙肝")等有关疾病血清流行病学调查的结果显示,我国人群乙肝表面抗原携带率为 7.18%。据此推算,我国大约有 9 300 万乙肝病毒感染者。2011 年,病毒性肝炎报告的发病例数中乙肝占到 80%。同时,我国乙肝相关疾病负担严重,估计我国每年因慢性乙肝(包括肝硬化、肝癌)导致的直接经济损失约 9 000 亿元人民币。全球丙型病毒性肝炎(简称"丙肝")流行率平均为 3%,估计 1.7 亿人感染丙肝病毒。据估计,今后 10～15 年内,丙肝相关死亡人数将持续上升,到 2025 年丙肝相关死亡病例将增至 3 倍。同时,丙肝病毒是导致医务工作者职业感染的重要病原体。近年来,我国每年报告的丙肝发病例数逐年增多,已经从 2003 年的 21 145 例上升到 2011 年的 173 872 例,增长了 8 倍多。我国肝癌的发病率是 0.25‰左右,占我国所有肿瘤发病率的第 3 位。从 2008 年流行病学调查情况看,全球肝癌患者大约是 70 万的话,中国大约有 40 多万,是肝癌的重灾区[16]。

3.1.2.6　神经退行性疾病

随着人口老龄化加剧,神经退行性疾病的患病率也节节攀升,帕金森病和阿尔茨海默病已经成为神经科的常见病。对于这类疾病虽然已经做了大量的研究工作,但仍缺乏有效的治疗手段。癫痫是另一类重要的神经科疾病,具有极高的发病率。虽然抗癫痫的新药不断问世,但是也仅能控制癫痫发作,患者需要持续服药,20%的癫痫属于难治性癫痫。对于神经退行性疾病,未来主要的发展方向为寻找更为精确有效的微创或无创定位定性诊断工具,更为有效的治疗药物,更为个性化的诊疗方案等[17]。

3.1.3　目前我国疾病临床治疗的局限性

3.1.3.1　诊断和疾病分类

医学并不像数学,有着同一个固定公式,其实医学有许多个体差异,因此我们不能通过唯一的公式达到目的。疾病的隐匿性、不确定性,可以说是医疗局限性的一种表现。整个人类对疾病的认知,不过是冰山一角,在水面下的大部分冰山,尚未被人类所发现,所以说,现有的诊断和疾病分类是有局限性的。

3.1.3.2　药物研发现状

长期以来,我国制药业出口一直以原料药为主,化学药制剂获得国外药品注册资格的较少。有统计显示,我国制剂产品的出口仅占医药产品总出口的 10%左右,再加上缺乏进军国际市场的专利药物,鲜有国际知名品牌。近年来,国内外创新药研发难度加大,研发成本提高。有许多药物过了临床Ⅱ期,但在临床Ⅲ期失败,究其原因多是因为人群数量增加后,达不到Ⅱ期的疗效或不良反应太大,并且大多是个体差异所致。

随着科技的进步与发展,人类对疾病的认识发生了巨大变化。从解剖学水平到细胞水平,最终到分子水平,人们对疾病的认识和诊断能力不断增强,与之相适应的新药研发过程也变得越来越复杂。人类基因图谱绘制,对人体生化过程、分子信号通路及蛋白质结构的不断了解,计算机建模,分子成像等先进技术为新药研发带来了革新动力,一项重要变革就是使药物治疗朝着个性化的方向发展,"个性化药物"已经成为当今新药研发最具发展前景的热点之一,向个体化治疗时代快速转变的势头也变得明显而强劲[18, 19]。

3.1.3.3　临床用药

尽管随着我国对医疗卫生基础设施的投入,人们的健康状况得到极大改善,恶性肿瘤患者的生存率也在不断提高,但是现代医学的诊疗手段主要建立在解剖学、病理学及影像学检查的基础上。对于患相同疾病的不同患者,主要通过血液及影像学检查等方法简单地划分其子类型,给予患者标准剂量的相同药物,并未考虑药物的效果及不良反应对不同个体的影响,从而形成了当前的不精准临床用药现状。2013 年,中国卫生总费用为 31 868.95 亿元,由于常规药物治疗的有效率不高,估计有 1 000 亿元的药物费用为无效支出[20, 21]。

3.2　精准医学是国际医学发展前沿

精准医学不仅是公众的需求,更是临床发展的要求,成为医学自身发展的客观必然,将推动一批新型医学产业的发展,为我国医学在国际医学发展中占领制高点提供历史机遇。

3.2.1　美国提出精准医学的时代背景

2015 年 1 月 20 日,美国总统奥巴马在国情咨文演讲中提出了"精准医学计划":"21 世纪的经济将有赖于美国的科学技术和研究开发。我们曾消灭了小儿麻痹症,并初步解读了人类基因组。我希望,我们的国家能引领医学的新时代——这一时代将在合适的时间给患者以合适的治疗。对于那些患有囊性纤维化疾病的患者,这种方法战胜了曾经被认为无法治愈的疾病。今天晚上,我要启动一个新的"精准医学计划",这一计划将使我们向着治愈癌症和糖尿病等疾病的目标迈进一步,并使我们所有人都能获得自己的个体化信息。我们需要这些信息,使我们自己、我们的家人更加健康。"科学家们希望通过这一计划能够实现医药研发与疾病研究的一次重大突破。奥巴马更是将这一计划与 20 世纪进行的耗时 13 年、耗资 30 亿美元的人类基因组计划相提并论[22]。

3.2.1.1 美国"精准医学计划"的目标和主要内容

奥巴马政府推出的"精准医学计划"分为长期目标和短期目标。

"精准医学计划"的短期目标侧重为癌症找到更好的预防、诊断和治疗方法。癌症是常见的疾病,随着人口老龄化进程加快,癌症已成为美国以及全球其他国家和地区的主要死亡原因之一,努力提高癌症预测、预防、诊断和治疗的准确性显得尤为紧迫。虽然癌症主要是由日常生活中基因损伤积累所导致的,但可遗传性基因变异通常会增加患癌风险。经研究发现,分子病变是多种癌症发病的诱因,这表明每种癌症都有自己的基因印记、肿瘤标志物及不同的变异类型。这种对致癌机制的新理解已经影响到药物和抗体的设计,如药物伊马替尼(格列卫)抑制慢性髓细胞性白血病两个基因融合后的酶发挥作用;药物克唑替尼(赛可瑞)靶向作用于遗传异常的间变性淋巴瘤激酶(ALK)基因。"精准医学计划"对癌症的关注,将有助于目前在"精准肿瘤"上的障碍清除,即加强对不明原因的耐药性、基因组异质性肿瘤、肿瘤监测反应和肿瘤复发认识及在药物组合使用中有限的认识[23]。

"精准医学计划"的长期目标则是建立一个综合性的科学知识环境,把精准医学实践规模扩大,为实现多种疾病的个性化治疗提供有价值的信息,从而提升对疾病风险评估、疾病机制把握及许多疾病最佳治疗方案的预测,给健康和卫生保健等诸多领域带来更多益处。该计划将鼓励和支持科学家开发创造性的新方法来检测、测量和分析范围广泛的生物医学信息——包括分子、基因、细胞、临床、行为、生理和环境参数。在未来,血液细胞计数可能被数以百计不同类型的免疫细胞普查所取代;医疗移动设备可实现实时提供血糖、血压和心脏节律等方面的监测数据;基因型可能会揭示特定的基因变异,从而为特定的疾病提供保护;对粪便的取样可识别导致肥胖的肠道微生物。另外,血液检测也可检测出癌症早期出现或复发的肿瘤细胞或肿瘤 DNA[23]。

3.2.1.2 国际精准医学发展现状

美国"精准医学计划"的提出引发全球广泛关注。事实上,"精准医学"这一概念并非首次提出。2004 年,*The New England Journal of Medicine* 发表了一篇精准医学的标志性论文,这篇文章描述了一个癌症患者的治疗过程。用基因测序的方法找到患者突变的靶标,再辅以有针对性的化疗药物治疗小细胞肺癌,即所谓的"精确打击",以代替肿瘤治疗中的放疗、化疗、手术等地毯式轰炸手段,不仅可以提高治疗效率,还能降低患者的痛苦程度和经济负担[24]。"精确打击"这个概念受到了医学界,特别是肿瘤治疗学界的追捧。2011年,美国国家科学院在《迈向精准医疗:构建生物医学研究知识网络和新的疾病分类体系》的报告中,对"精准医疗"的概念和措施进行了系统的论述。该报告探讨了一种新的疾病命名的可能性和方法,该方法基于导致疾病的潜在的分子诱因和其他因素,而不是依靠传统的患者症状和体征,建议通过评估患者标本中的组学(omics)信息,建立新的数据网络,以促进生物医学研究及其与临床研究的整合[25]。2012年11月2日,*The New England Journal of Medicine* 刊登的另一篇论文系统提出了精准医学的纲要,对精准医学的理念、内容、未来发展趋势及国家如何通过组织提升医疗水平进行了阐述。精准医疗与近年推行的个体化医疗非常相似,但不尽相同,总体来说,精准医疗是基于基因差异而进行的个体化治疗。人们健康意识的不断提高及"治未病"理念的推广,为这种预防性、个体化及高效性的医疗手段提供了快速发展的环境。

美国联邦政府将从2016年财政预算中划拨2.15亿美元经费支持"精准医学计划"。其中,拨给国立卫生研究院1.3亿美元用于资助研究团体和志愿者招募,启动"百万人基因组计划"。国立卫生研究院的这一计划是"精准医学计划"中的重要组成部分,其目的在于建立与临床有关的"史无前例的大数据"。国立卫生研究院计划在未来3年中采集多达100万美国人的基因信息,以供临床研究分析之用[26]。Francis Collins指出,目前正是启动这一项目的最好时机,随着人们对健康问题重视程度的提高,越来越多的人愿意参与到这种大规模的研究工作中;技术的进步,诸如电子健康病历的普及、测序技术成本的大大降低、数据分析技术精度的提高等因素都使得过去遥不可及的目标成为现实,整个基因信息的采集预计将于2016年初启动。

美国联邦政府将拨给国立卫生研究院下设的国家癌症研究所(National Cancer Institute,NCI)7 000万美元用于癌症形成机制及其治疗药物的相关研究,继续美国已经开始的癌症基因组研究计划。目前,在美国先进的癌症中心,乳腺癌、肺癌、结直肠癌、黑色素瘤及白血病患者正在定期进行分子测试。NCI将设计更快、更有效的癌症检测手段,以个性化的癌症治疗为基础,扩大临床癌症试验,进行癌症探索,并在美国全国范围内建立"癌症知识网络",及时分享创新技术,推动科学的发展。NCI将加大资金支持,开展大规模临床试验及耐药机制的研究,建立相关的知识系统[27]。

美国联邦政府拨给美国食品药品监督管理局(Food and Drug Administration, FDA)1 000 万美元用于获取新的专利和推进高质量数据库的开发,以保证监管机构在精准医疗和公共医疗保健方面的研究需求。FDA 局长 Margaret 表示,FDA 鼓励将二代测序技术迅速转化为临床应用,同时将建立更加严格的审查管理机制,以确保该技术在医疗保健和公共卫生等领域能够持续创新,发挥作用。为了实现技术上的革新,FDA 正在对二代测序技术制定新的评价体系,使二代测序技术可以通过一次检测就能知道一个患者是否携带有遗传突变,医生可以从海量的基因信息中迅速地获取患者的遗传信息。检测结果可用于诊断某种疾病和评估患病风险,并且可以帮助医生和患者判断适合采用哪种治疗方式。二代测序技术结果的可信性和准确性是个体化医疗或者精准医疗快速发展的保证,但是这同样会给 FDA 在实现保护和促进公共健康的使命方面带来新的挑战[27]。

美国联邦政府将拨给国家卫生信息技术协调办公室(Office of National Coordinator for Health Information Technology,ONC)500 万美元用于保护个人隐私和各种数据,设立标准以确保数据共享不会侵犯个人隐私。2015 年 3 月 10 日,美国健康和公众服务部 ONC 办公室隐私和安全工作组发出更新健康大数据审议,在支持已有的白宫健康大数据项目基础上,重点支持"精准医学计划"[27]。

2015 年,精准医学在我国迅速升温,引起了国家高层以及医学界、科技界专家教授的广泛关注,我国政府也释放了加大精准医疗投入的信号。2015 年 3 月,科技部召开国家首次精准医学战略专家组会议,计划启动精准医学计划,大力推动精准医疗发展,这预示着我国的精准医学时代即将到来。国家卫计委医政医管局同时发布了第一批肿瘤诊断与治疗项目高通量基因测序技术临床试点单位名单,这意味着在以肿瘤治疗为近期目标的精准医疗或将成为推动未来医疗领域的动力。精准医学计划已经列入国家"十三五"科技发展规划。在政策利好推动下,精准医疗有希望进入发展快车道。根据精准医学计划,我国将研发一批国产新型防治药物和医疗器械,形成一批我国定制、国际认可的疾病诊疗指南、临床路径和干预措施,显著提升我国重大疾病防治水平,针对肿瘤、心脑血管疾病、糖尿病、罕见病分别制订 8～10 种精准治疗方案,并在全国推广[1]。

英国于 2014 年开展了"10 万人基因组计划",该计划的目标是在 2017 年底获得 10

万名癌症及罕见病患者的全基因组信息，并将基因组测序数据整合进英国公共医疗体系当中，以便研究人员对不同疾病的病因，以及对相同疾病不同个体的病因进行分析，找出具有针对性的靶标如生物标志物，进行药物研发和个性化治疗，以此成为癌症和罕见病遗传研究的全球领先者。

3.2.2 我国精准医学计划的历史沿革

中国提出精准医学计划并非跟风，国家从"十一五"期间开始，就在"863"计划中布局了相关研究。目前，我国基因组学和蛋白质组学研究位于国际前沿水平，分子标志物、靶点、大数据等相关研究、分析技术发展迅速，部分疾病临床资源丰富——病种全、病例多、样本量大，并拥有一批具有国际竞争力的人才、基地和团队，这些都意味着我国开展精准医疗的基础并不落后于西方国家。

目前正是精准医疗进一步发展的最好时机。生物芯片及蛋白质技术的发展带来人类基因组测序技术的革新；分子影像、手术导航和微创技术等生物医学分析技术日益进步；大数据分析工具和技术的出现，这些都成为现阶段大力发展精准医疗的推动力。

与美国不同，中国的精准医学主要聚焦在恶性肿瘤、疑难罕见性疾病、药物基因组学等领域。在我国，癌症发病率具有明显的中国特色：上消化道癌症发病率居高不下，肺癌、结直肠癌等发病率迅速上升。对男性来说，发病率最高的前 3 位癌症依次是肺癌、胃癌、肝癌；对女性来说，发病率最高的前 3 位癌症依次是乳腺癌、肺癌、结直肠癌。对男性来说，病死率最高的前 3 位癌症依次是肺癌、肝癌、胃癌；对女性来说，死亡率最高的前 3 位癌症依次是肺癌、胃癌、结直肠癌。我国目前有 4 种癌症的病死率位于世界第一：肺癌、胃癌、肝癌、食管癌。其中肝癌和食管癌的死亡人数超过了世界的 50%。中国的精准医学计划围绕中国民众自己的需求，研究是基于中国科学发展水平，是跨部门、跨地域的大协作，中国版"精准医学计划"将从国情出发来制定。中国的精准医学是医学自身发展的客观必然，是公众对健康需求的推动，从发展规律上与奥巴马的美国战略无关[1]。

3.2.3 精准医学在国内外医学发展战略中的地位和作用

世界经济合作组织在 2012 年 10 月发布的题为《为精准医学做好准备》的报告中指出，精准医学是未来医学的发展方向。"精准医学计划"是顺应时代和科技发展需求的、具有整体思路的新型研究计划,是在以往所说的个性化医疗理念基础上,将所有个性化医疗研究技术与方法(基因组学、蛋白质组学、代谢组学、药物基因组学等)、研究资源(健康人群及患者人群队列研究数据、生物样本库及电子健康档案)进行系统整合[28]。

3.3 我国实施精准医学计划的战略意义

3.3.1 提高疾病诊治水平,惠及民生与国民健康

精准医学是一种基于患者"定制"的医疗模式。在这种模式下,医疗的决策、实施等都是针对每一个患者个体特征而制定的,疾病的诊断和治疗是在合理选择患者自己的遗传、分子或细胞学信息的基础上进行的。精准医学本质上是通过基因组、蛋白质组等组学技术和医学前沿技术,对于大样本人群与特定疾病类型进行生物标志物的分析与鉴定、验证与应用,从而精确寻找到疾病的原因和治疗的靶点,并对一种疾病的不同状态和过程进行精确亚分类,最终实现对于疾病和特定患者进行个性化精准治疗的目的,提高疾病诊治与预防的效益[29]。

3.3.2 发展医药生物技术,促进医疗体制改革

通过国家"863"计划、"973"计划、国家科技支撑计划、国家科技重大专项、行业专项等经费支持,我国近 30 年来在基因组测序技术、疾病发病机制、临床疾病分子分型与诊治标志物、药物设计靶点、临床队列与生物医学大数据等方面有了相当的积累与发展,形成了一批有实力参与国际同领域竞争的基地与研究团队,特别是我国的基因测序能力居于国际领先地位。这为我国开展精准医学研究与应用奠定了人才、技术基础[29]。我们也有理由相信精准医学的提出及推广必定会带来一场新的医疗革命,并将深刻影响未来的医疗模式[29]。

3.3.3 形成经济新增长点,带动大健康产业发展

精准医疗是个系统工程,大数据是基础,基因测序是工具,只有软硬件技术条件有机结合,才可能实现技术上的精准医疗。基因测序产业的竞争要素是技术、服务和渠道,门槛是数据库,落脚点在患者教育和科普过程。上游测序技术上,Illumina 的机器已

接近顶峰。中游测序服务领域,行业壁垒较低,未来会出现超大规模的第三方检测工厂,实现规模效应,企业未来转型的出口是健康、医院、第三方医学检验。中游数据解读方面,未来市场格局将分为自行解读和外包解读两大阵营,外包解读将催化产业不断涌现出各种创新服务模式。至于数据库的建设,业内看好通过市场化的竞争由企业投资整合资源来积累数据的途径。解读服务发展的催化剂在需求,落脚点在患者教育,医生和患者对基因检测认识越多,了解疾病机制的欲望就越强,数据挖掘的需求就越大。下游临床应用上,人类基因组测序与疾病筛查是必然趋势。肿瘤诊断作为第二大应用,个性化用药和早期诊断是必然的发展方向。其他已经应用的领域主要包括:耳聋基因的筛查、罕见病筛查、地中海贫血筛查和靶向药物伴随诊断[30]。

3.3.4　推动医学科技前沿发展,增强国际竞争力

精准医学理念的提出是集合了诸多现代医学科技发展的知识与技术体系,体现了医学科学发展的趋势,也代表了临床实践发展的方向。精准医学以网格化的形式牵动医学领域的发展,以新的理念带动生物医学与信息科学的交叉合作,所以,我国应该积极抓住这个新的发展机遇,加强顶层设计,汇聚创新洪流,推动医学科技前沿的发展,提升我国临床医学水平,造福广大国民,助力健康中国建设[29]。

参考文献

[1] 詹启敏.精准医学的发展需求和战略思路[J].中华医学信息导报,2015(15):10.
[2] 孔灵芝,白雅敏.落实关口前移策略 开展慢性病高风险人群健康管理[J].中国慢性病预防与控制,2015,23(7):481-482.
[3] 李立明,吕筠.中国慢性病研究及防治实践的历史与现状[J].中华流行病学杂志,2011,32(8):741-745.
[4] 李镒冲,刘世炜,王丽敏,等.1990年与2010年中国慢性病主要行为危险因素的归因疾病负担研究[J].中华预防医学杂志,2015(4):303-308.
[5] Yang G, Wang Y, Zeng Y, et al. Rapid health transition in China, 1990-2010: findings from the Global Burden of Disease Study 2010 [J]. Lancet, 2013,381(9882): 1987-2015.
[6] 高军,陈圣慧.解决重大疾病的防治,推动医药体制机制的改革 中国疾控中心主任王宇谈重大疾病防治[J].首都食品与医药,2015(11):38.
[7] 吴菲,林国桢,张晋昕.我国恶性肿瘤发病现状及趋势[J].中国肿瘤,2012,21(2):81-85.
[8] 陈万青,郑荣寿,曾红梅,等.2011年中国恶性肿瘤发病和死亡分析[J].中国肿瘤,2015,24(1):1-10.
[9] 佚名.2009—2012年中国心脑血管药行业调研及战略咨询报告[R].北京:慧典市场研究报告网,2009.

[10] 国家心血管病中心.中国心血管病报告[M].北京：中国大百科全书出版社,2014：1-16.

[11] 代庆红,王忠东.中国糖尿病的现状调查[J].中国医药指南,2011,9(13)：206-208.

[12] 刘子琪,刘爱萍,王培玉.中国糖尿病患病率的流行病学调查研究状况[J].中华老年多器官疾病杂志,2015,14(7)：547-550.

[13] 郭惠芳,高丽霞.2014年风湿免疫病学主要临床进展[J].临床荟萃,2015,30(2)：167-173.

[14] 王晓红.风湿免疫性疾病治疗的研究进展[J].器官移植内科学杂志,2015,10(1)：25-38.

[15] 刘丹,张杰,陈庆平,等.类风湿关节炎自身免疫抗体谱的临床应用和研究进展[J].中国地方病防治杂志,2015,30(2)：102-103.

[16] 中国肝炎防治基金会,中华医学会肝病学分会,中华医学会感染病学分会.中华医学会第十七次全国病毒性肝炎及肝病学术会议：全国性病毒性肝炎临床诊疗现状调查[C].北京：[出版者不详],2015.

[17] 赵钢,张潇.对神经病学现状和未来发展的思考[J].中华医学杂志,2013,93(43)：3409-3411.

[18] 袁丽,杨悦.国际创新药物研发现状及未来发展趋势[J].中国新药杂志,2013,22(18)：2120-2125.

[19] 肖飞.从循证医学到精准医学的思考[J].中华肾病研究电子杂志,2014,3(3)：123-128.

[20] 张伟国,樊慧蓉,李红珠,等.个体化用药时代的新药研发[J].药物评价研究,2015,38(1)：1-7.

[21] 杨滋渊,陈世虎.273例不合理用药及典型案例分析[J].西北药学杂志,2013,28(5)：532-535.

[22] The White House Office of the Press Secretary. President Obama's Precision Medicine Initiative [EB/OL]. [2015-01-30]. http://www. whitehouse. gov/the-press-office/2015/01/30/fact-sheet-president-obama-s-precision-medicine-initiative.

[23] Collins F S, Varmus H. A new initiative on precision medicine [J]. N Engl J Med, 2015,372 (9)：793-795.

[24] 罗国安,谢媛媛,王义明,等.精准医学与中医药现代化研究——五论创建新医药学[J].世界科学技术——中医药现代化,2017,19(1)：19-29.

[25] National Research Council (US) Committee. Toward Precision Medicine：Building a Knowledge Network for Biomedical Research and a New Taxonomy of Disease [M]. Washington, DC：National Academies Press, 2011.

[26] Torjesen I. Genomes of 100,000 people will be sequenced to create an open access research resource [J]. BMS, 2013(347)：f6690.

[27] National Cancer Institute, Doroshow J H. Precision Medicine Initiative for Oncology [EB/OL]. [2015-6-24]. http://deainfo. nci. nih. gov/advisory/ncab/0615/05％20Doroshow. pdf.

[28] 赵晓宇,刁天喜,高云华,等.美国"精准医学计划"解读与思考[J].军事医学, 2015,39(4)：241-244.

[29] 佚名.曹雪涛院士谈精准医学[J].人人健康,2015(7)：14-16.

[30] 汤立达,徐为人.精准医疗时代下制药行业的挑战和机遇[J].现代药物与临床,2015,30(4)：351-354.

4 我国精准医学的机遇及挑战

在国家重视大健康发展战略的背景下，精准医学的研究也逐步深入和发展。2016年，国家启动并实施了国家重点研发计划"精准医学研究"重点专项，用于着力解决精准医学发展和研究中的瓶颈问题。我国精准医学的发展正面临前所未有的机遇和挑战。祖国医学很早就有类似精准医学的实践和描述，它主张将疾病进行辨证论治，强调"同病异治""异病同治"，并且在临床上取得了很好的实践经验，为我国发展精准医学研究奠定了思想和理论基础。如今，心血管疾病、癌症、糖尿病等重大慢性病仍然威胁着我国民众的健康。面对疾病的困扰，精准医学的研究迫在眉睫。精准医学是一个多学科、多领域、多技术融合的医疗体系。在当前信息聚集的时代，精准医学更是建立在健康医疗大数据基础上的综合体系。

4.1 精准医学的时代机遇

随着组学技术和大数据技术的发展，精准医学研究体系正在逐步建立。但是总体来看，精准医学的发展还处于起步阶段，因此蕴涵着巨大的发展机遇。精准医学对健康促进和健康产业的发展具有重要的推动作用，全球都在积极布局。美国已在2016年底签署的《21世纪治愈法案》中，将精准医学作为其三大重点资助计划之一，对关键核心领域再次进行前瞻性整体设计和长远规划，在未来10年出资15亿美元予以资助。此外，英国、日本、韩国、荷兰、冰岛、澳大利亚、印度等国家都集中推出大规模人群测序计划，促进精准医学的发展。

我国也非常重视发展精准医疗在健康事业中的作用。但受人口老龄化、环境污染、食品安全问题及人们不健康生活方式等因素的影响,实现"全民健康"的任务仍面临巨大挑战。要达到全民健康的目标,就必须大力发展健康事业,这项投入绝不是消费性支出,也不是社会负担,而是调整经济结构、转变经济增长方式的重要杠杆,是一项重要的社会事业和战略性投资[1]。当前,我国的临床医疗模式如同一座漂浮在水面上的冰山,人们看到的只是冰山一角,即临床实践仅局限于依靠患者主诉、临床症状、生理生化指标和影像学改变来确定疾病。实际上,水面下的冰山才更具危害性。在组织器官改变下是大量的深层次分子生物学改变,包括遗传背景、变异、免疫和内分泌改变,这些是组织器官病变的主要原因,但我们却对此缺乏深刻的了解。以癌症早期诊断为例,发达国家的早期诊断率为 50% 以上,北欧甚至达 70%～80%,而中国却不足 20%。中国的多数癌症诊断都是在中晚期,治疗非常被动和盲目。精准医学就是根据患者的临床信息,应用现代遗传技术、分子影像技术、生物信息技术,结合患者的生活环境和临床数据,实现精准的疾病分类及诊断,制订具有个性化的疾病预防和治疗方案,包括对风险的精确预测、对疾病的精确诊断和分类、对药物的精确应用、对疗效的精确评估、对预后的精确预测等[2]。

从"十一五"期间开始,我国就在"863"计划等科技计划中布局了精准医学相关研究。2016 年正式启动实施"精准医学研究"重点专项,在专项中重点搭建精准医学的基本框架,为未来精准医学的发展奠定关键共性技术、国家级大型队列、大数据技术与国家级数据平台基础,初步探索可精准化的诊疗技术和可应用于临床的精准防诊治技术。我国在健康人群和患病人群队列研究的规模上与生物样本的多样性上具有绝对优势。在开展大规模、多中心的临床试验方面也具有速度和成本优势。我国在数据采集和使用的灵活度上也具有一定优势。这些都意味着我国开展精准医疗的基础并不落后于西方国家。生物芯片及蛋白质技术发展带来的人类基因组测序技术的革新,分子影像、手术导航和微创技术等生物医学分析技术的日益进步,大数据分析工具和技术的出现,这些都成为现阶段大力发展精准医疗的推动力。随着基因测序、大数据、分子生物学等技术和学科的不断发展,我国的精准医学面临进一步发展的良好时机[3]。

不过,中国开展精准医学计划仍然面临诸多挑战,重大疾病防治形势严峻就是其中之一。数据显示,我国慢性病导致的死亡人数已经占全国总死亡人数的 85%,慢性病负担已占总疾病负担的 70%。我国恶性肿瘤每年新发病例 310 万,心脑血管疾病每年死亡 350 多万,我国现有高血压病患者 2.6 亿,糖尿病患者超过 1 亿,慢性肾病患者 1 亿～

1.2亿,艾滋病病毒感染人数80多万,活动性结核病患者550多万。医学实践表明,任何一种重大传染性疾病的最终控制,以及慢性非传染性疾病的临床诊疗突破,临床诊疗的任何一项新技术、新装备、新药品的应用几乎都有赖于医药科学技术的发展,医学科技创新在提高人类疾病防治水平和公共卫生突发事件的反应能力方面起着关键性作用。

精准医学作为医学科技发展的前沿,不仅是公众的需求,更是临床发展的要求,成为医学自身发展的客观必然,将推动一批新型医学产业的发展,为我国医学在国际医学发展中占领制高点提供历史机遇。未来,我国精准医学的重点研究任务将围绕4个方面展开。第一,精准防控技术及防控模式研究。针对高发区前瞻性人群及易感人群等,探索建立符合国情的个体化综合预防模式。第二,分子标志物的发现和应用。通过发现基因组、表观遗传组、转录组、蛋白质组和代谢组等的规律,用于早期疾病的预警、筛查和诊断,指导治疗敏感性、疾病预后和转归。第三,分子影像学和病理学的精准诊断,包括分子影像学成像,计算机断层扫描(CT)、超声的多模态图像融合,无创、微创精准诊断等。第四,临床精准治疗。结合临床分子分型、个人全面信息、组学和影像学分析大数据的治疗方案,用于靶向治疗、免疫治疗、细胞治疗等生物治疗。不仅如此,建立生物样本库、大数据平台、基因和蛋白质等分析平台将成为精准医学的重要支撑。其中,谁拥有生物样本资源,谁就掌握医学科技的主动权,谁就能占据医学竞争的制高点;面对临床数据、组学数据、结构生物学数据、药物分子信息等海量数据,通过大数据技术形成新靶点、新结构、新药物、新方案、新标准及新规范;建立基因和蛋白质分析平台,将测序技术、芯片技术和蛋白质技术与临床需求深度融合,促进基因组学、芯片技术、蛋白质组学、分子影像技术在临床诊疗中的规模化应用。

精准医学是转化医学研究的重要内涵和目标,是循证医学新的历史要求,也是实现"4P"医学的重要手段。这需要高校、研究所、企业、政府主管部门一起合作,共同推动我国精准医学的研究和发展,尽早实现全民小康。

4.2 中医学对精准医学的贡献

精准医疗的理论可溯源到古代。中医学早就有辨证施药,因人、因时、因地而异,灵活开方的传统。中医学理论和中医学的辨证体系具有较高的层级、较少的参量,而且,在从古至今几千年的临床实践中,中医从理、法、方、药各个环节建立并完善了一套完整的人体状态调控体系。在走向"精准医学"的道路上,中医学客观地依症状、体征辨证,准确地依证用药遣方,有着得天独厚的优势。

中医学的"同病异治"和"异病同治"是指同一疾病而治法各异。这是由于发病时间、地区、患者机体反应性、疾病发展阶段的不同,使同一种疾病所表现的证候不一,因而治法也不同。这是中医学辨证论治方法的具体体现和特色。辨证施治强调个体差异,每个人(或患者)的阴阳气血、脏腑经络、体质不同,病因、病机、发展、转归不同,因而需要的治疗不同,因人而异,因病而异,因证而异,因时而异。精准医疗强调个体差异,每个人(或患者)的基因组、蛋白质组、代谢组等内在因素及外在影响不同,因而需要制订个性化预防方案和治疗方案。精准医疗以个性化医疗、基因医疗为主,兼顾蛋白质组、代谢组等内在因素的调整,从微观层面对疾病的本质进行认识并提供相应的预防、诊疗方案。但对伴发于疾病的一系列病理生理变化及各种症状,很难有针对性的直接治疗手段。由于疾病演变过程的复杂性,目前的科技水平还难以对其机制阐述清楚,对许多疾病的症状还难以有效控制。

中医辨证,就是将四诊(望、闻、问、切)所收集的资料通过分析、综合辨清疾病的原因、性质、部位及邪正之间的关系,并加以概括、判断为某种性质的证。论治,则是根据辨证的结果,确定相应的治疗方法。通过辨证论治的效果可以检验辨证论治的正确与否。辨证论治的过程,就是认识疾病和解决疾病的过程。辨证和论治,是诊治疾病过程中相互联系、不可分割的两个方面,是理论和实践相结合的体现,是理、法、方、药在临床上的具体运用,是指导中医临床的基本原则。中医药的研究与精准医学的特征有共通之处。中医学强调"阴阳平衡",这与现代系统生物学有异曲同工之妙;中医学强调"天人合一",这与现代西方科学讲的健康环境因素与疾病的关系十分相似;中医学强调"辨证施治",这与近现代医学通过药物遗传学为每一个患者找到最适合的药物也是异曲同工;中医药的复方理论,这与现在西方治疗学强调的疾病综合治疗也有相同之处。

近几年,中医药的研究通过应用数学理论及数据挖掘的方法对中医药进行量化和细化,为中医药的精准治疗提供了方法及很好的切入点[4]。充分发挥中医学辨证施治、科学干预、调动内力预防未病的优势,建立起以中医学和现代医学为基础的全面健康管理体系,对居民慢性病和不良生活方式可能引发的潜在疾病,随时给予科学的干预指导,将全面健康管理纳入社保体系筹管理,就能够更好地解决"看病难、看病贵、看病乱和乱看病"的问题。

精准医学研究体现了医学科学发展的趋势，也代表了临床实践发展的方向，其发展集合了诸多现代医学科技发展的知识与技术体系。精准医学的关键支撑技术是药物基因组学和个体化医学。辨证论治是中医学认识疾病和治疗疾病的基本原则，是中医学对疾病的一种特殊的研究和处理方法。两者都是以个体化医疗为主，强调个体差异。显然，与现代医学相比，中医学走向"精准"，有着体现"个体化医学"特征的相对完备的理论体系和成熟的理念方法，其精准化更多的是技术层面的升级，即引用先进的科学技术手段，使中医学对证候的辨识、对中药性能的了解、对个体化治疗方案的制订更趋精准化。

4.3 我国发展精准医学的优势

4.3.1 我国癌症的发病具有中国特色

2014年，世界卫生组织发表了《全球癌症报告》，研究称全球癌症患者和死亡病例都在增加，新增癌症病例有近一半出现在亚洲，其中大部分在中国，中国新增癌症病例高居全球第一位。在肝癌、食管癌、胃癌和肺癌4种恶性肿瘤中，中国新增病例和死亡人数均居世界首位[5]。2012年全球新增肺癌病例180万，其中超过1/3出现在中国，每年新发病例约60万，死亡约49万人，空气污染已成为重要诱因。中国还承担了全球约一半新增肝癌病例和食管癌病例，尤其是由乙肝发展而成的肝癌的诊疗任务。2012年中国新诊断的胃癌病例和胃癌死亡人数同样占全球的40%以上[6]。我国恶性肿瘤发病率位居前3位的是肺癌、乳腺癌、胃癌，病死率位居前3位的是肺癌、肝癌、胃癌。女性癌症发病率上升明显，特别是乳腺癌和宫颈癌[6]。据《2015中国癌症统计》(*Cancer Statistics in China*，2015)数据显示：2015年，预计我国恶性肿瘤新发病例为4 292 000例(平均每天新发12 000例)，其中男性发病前5位为肺及支气管癌、胃癌、肝癌、食管癌和结直肠癌；女性发病前5位为乳腺癌、肺癌、胃癌、结直肠癌和食管癌。2015年，预计我国恶性肿瘤死亡病例为2 814 000例(平均每天死亡7 500例)，其中肺癌为我国最常见的恶性肿瘤，在恶性肿瘤死因中居首位，其次为胃癌、肝癌、食管癌和结直肠癌。就地区而言，农村居民恶性肿瘤年龄标准化发病率与死亡率明显高于城市居民(农村地区发病率为 213.6/10 万,死亡率为 149.0/10 万;城市地区发病率为 191.5/10 万,死亡率为 109.5/10 万)。2000—2011 年间,男性恶性肿瘤发病率相对稳定(每年增长 0.2%),而女性的发病率则增长明显(每年增长 2.2%)。相比之下,自 2006 年以来,恶性肿瘤死亡率显著下降,其中男性下降 1.4%,女性下降 1.1%[7]。

我国的癌症发病具有中国特色。肺癌是现今全世界范围内发病率最高的癌症,2012 年新增肺癌病例 180 万,死亡人数 159 万,其中超过 1/3 出现在中国。这与吸烟、长期遭受空气污染和职业中接触致癌物等密切相关。因此,应该继续将控烟作为我国癌症预防与控制的主要策略。肺癌的诊治已朝向个体化的方向发展,当前治疗晚期肿瘤的办法,可能不是最终控制肿瘤的有效途径。建立由国家公益性事业持续支持的国家肺癌防治中心,负责国家肺癌发病监控,协调组织国家肺癌防治计划及相关研究势在必行[8]。我国是食管癌的高发区,世界上一半的食管癌发生在中国。虽然经过几代人几十年对食管癌的综合防治,我国的食管癌发病率和病死率呈现下降趋势,但是在食管癌高发区,食管癌发病率和病死率仍然在相当高的水平。由于还不能确定哪些因素在食管癌发病中起主导作用,所以,食管癌的防控还缺乏针对性强的病因预防措施。中国每年死于肝癌的患者超过 10 万人。全球 82% 的肝癌病例来自发展中国家,中国约占一半。肝癌已居于我国癌症死因的第 2 位。近年来,受人口老龄化等因素影响,全球肝癌病死率总体呈上升趋势,预计肝癌的发病率与病死率将会同步上升。肝癌病例绝对数的增加将是不争的事实,肝癌防控任重道远。肝癌初期症状不明显,早发现是关键。要想预防肝癌,关键是预防乙肝。近年,乳腺癌在中国的发病率不断升高,国民对乳腺癌预防控制的意识在增强。在现有医疗条件下,通过对携带乳腺癌遗传基因、有乳腺癌家族易感体质的妇女、育龄妇女、更年期妇女进行定期体检来早发现、早诊断、早治疗乳腺癌是目前解决乳腺癌问题的唯一途径。宫颈癌是仅次于乳腺癌的威胁妇女健康的元凶。全球每年大约有 47 万名妇女罹患宫颈癌,中国约有 10 万人,其中 70% 是农村妇女。宫颈癌是目前唯一病因明确的恶性肿瘤,人乳头瘤病毒(HPV)是引发宫颈癌的原因。中国自 2005 年开始启动宫颈癌筛查试点,2009 年开始逐步推行农村妇女宫颈癌检查项目,并将其纳入国家重大公共卫生专项。迄今,已有 3 000 万中国妇女接受了检查。不过,宫颈癌筛查的覆盖率仍不到中国农村适龄妇女的 20%。

随着基因组学、蛋白质组学、代谢组学及各种检测手段的进步,人们逐渐具备了对肿瘤病因追根溯源的能力,这样就有可能在肿瘤发展的萌芽阶段预判其临床转归,并借助分子分型、分子标志物、分子靶点等实现肿瘤早期发现、精准诊断、精准分类、精准阻断、精准治疗，即肿瘤精准医学。肿瘤精准医学是一种基于肿瘤患者"定制"的医疗模式，即"对症下药"，针对每一个肿瘤患者的个体特征定制和实施医疗决策。癌症精准医学诊断检查不仅限于基因和蛋白质检测，还包括遗传、分子及细胞学信息、生活方式、环境信息在内的大数据综合分析，旨在实现精确诊断。此外，肿瘤精准医学治疗不仅限于靶向治疗，而是包括手术、放疗、化疗及生物治疗（靶向治疗、免疫治疗）等各种治疗方式综合运用的精确治疗。由于我国肿瘤发病人数多、病种全，有一些肿瘤高发区，因此在肿瘤队列研究中具有一定优势。通过基因组学、蛋白质组学等技术找到疾病产生的可能原因和有希望的治疗靶点，再结合不同的临床表现和疾病进程，对肿瘤进行精确亚分类，随后经过生物标志物的分析、鉴定、验证与应用，开发精准治疗药物，实现个性化预防和精确治疗成为可能。精准医疗将带来肿瘤治疗的新时代。

2016年度，美国启动了针对一般人群的百万人长期健康研究和百万老兵项目；同时，再次向肿瘤宣战，加大对肿瘤基因组研究和数据库开发的资助力度。美国实施了抗癌"登月计划"，通过大型政府项目打破组织间的壁垒，推动全美精准医学研究和实践，具体包括：投资建设对所有患者的肿瘤样本都进行基因检测的标准化平台，将所有参加临床试验的患者都纳入到精准医学和生物医学大数据研究项目，培训和支持临床医生更好地应用不断更新的前沿诊断和治疗手段；从而用5～10年的时间显著降低某些重大癌症的病死率。与此同时，英国政府则启动了10万人基因组计划，并由英国创新中心推出国家精准医疗孵化器网络。正在进行类似项目的国家还包括加拿大、澳大利亚、日本、韩国、新加坡、冰岛、丹麦、马耳他、科威特、卡塔尔、以色列、比利时、卢森堡等。与上述国际背景相一致，我国科技部、卫计委正在组织实施"十三五"国家重点研发计划"精准医学研究"专项。美国实施的"精准医学计划"主要是针对肿瘤领域，中国不能盲目照搬照抄，要解决中国的重大疾病防控问题，形成中国特色的模式、路径和指南规范。同时，如能将精准医学的研究思维模式、研究方法与中医学"治未病"理论相结合，开展精确化、个体化的疾病预防手段研究，将有望使我国成为疾病个体化预防研究领域的引领者[9]。

4.3.2 国家顶层设计的生物样本库

生物样本库并不是时下的新鲜事物。迄今，人类收集和利用生物样本的历史已有百年。自 21 世纪初人类基因组图谱完成以来，组学技术、信息技术快速发展，给传统的生物样本库注入了全新的内涵，人们对疾病早期预测、提前预防、早期诊断、个体化治疗的渴望，也给生物样本库赋予了更多的任务[10]。高质量的生物样本库已经被公认为支撑转化医学、精准医学的基础条件平台。我国生物样本库的发展也有近 20 年的历史，但一路走来并不平顺，生存与发展都颇艰难，面对新的医学革命浪潮，中国生物样本库已经无法"独自"前行，我们迫切需要理念、政策、管理、机制、标准层面的改变，才有可能在精准医学革命中获得一席之地。

为了实现精准医疗，美国精准医学计划的首个任务就是开展百万患病人群的队列研究；美国计划在 2016 年拨付给精准医学计划的 2.15 亿美元中，多达 60.5% 的经费（约 1.3 亿美元）将用于国立卫生研究院开展大规模队列研究。2006 年起，英国政府实施"英国生物银行"（UK Biobank）项目，基线调查超过 50 万人，声称代表全球最高水平；2012 年，英国又开展 10 万人基因组计划，通过收集英国 10 万人的基因组测序信息帮助科学家、医生更好地了解罕见病和癌症。法国、瑞典、挪威都建成了 50 万人级的全国队列，欧盟正在实施百万级标准队列建设；在亚洲，日本、新加坡率先建成了高质量的国家队列，沙特阿拉伯建设了 20 万人队列，我国台湾地区新近投资 70 亿新台币建设 20 万健康人群＋10 万患者的大型队列；很多发展中国家也在发展健康队列。目前，生物样本库遍布全球各大洲。相关统计表明，21 世纪初美国生物银行存储的人体组织样本数量超过 3 亿份，并以每年 2 000 万份的速度增长。

我国人口众多，疾病生物样本资源极其丰富，发展迅速，为精准医疗的开展奠定了坚实的基础。早在 1994 年中国科学院就建立了中华民族永生细胞库。2003 年我国启动了国家自然科技资源共享平台建设项目。近年来，我国已经通过国家重点研发计划、"863"计划等国家重大科研计划，建设了大量人群队列（百万人量级），并开展了大量组学研究，产生了大量生物医学数据资源。同时，我国人口基础数据库建设已覆盖全国所有省份，6 个省份达到人口全覆盖，其余省份人口覆盖率不低于 92%。国家建立了全国全员人口的备份数据库，存储了 13.85 亿条人口个案信息。另外，居民健康档案和电子病历覆盖面也显著提高。目前全国所有省份均已开展电子病历系统建设，上海、河南、湖南、重庆、新疆 5 个省市建立了省级电子病历，北京、上海、辽宁等 15 个省市建立了居民电子健康档案库。这些数据将成为国家生物样本库建设的健康医疗数据资源基础。国家要具备顶层设计的生物样品资源库，其中涉及规范的完整临床信息，要保障个人信息安全,满足人民的需求和法规的要求,同时要具有共享机制。

4.4 精准医学面临的挑战

4.4.1 精准医学是一个多学科、多领域、多技术融合的医疗体系

精准医学涉及多个学科门类,包括流行病学、预防医学、临床诊断学和治疗学、康复医学以及卫生经济学等,涵盖医学信息学、分子医学、卫生经济学和医学社会学等领域。精准医学需要基因组、蛋白质组、转录组、代谢组等组学大数据基础,同时涉及对组学数据的挖掘,这需要大数据分析的理论方法、人工智能的方法及深度学习的方法等。精准医学研究是分子水平获取的知识和宏观临床疾病之间的桥梁,在基因型与表型的关系上将进行更深刻、更完善的理论探索。这一系列探索离不开医学信息和生物学信息等领域的基础。当然,精准医学的发展还需要临床的影像学、生化检验和其他临床学科知识的支撑。

精准医疗就是通过临床信息、疾病队列、生物样本库、组学分析、分子影像、分子病理、临床药物,最后形成大数据,最终对临床决策提供支撑,增加疗效,降低不良反应和费用。精准医学是医学科技发展的必然,是我国医学发展的历史机遇。公众的需求、政府的重视、社会的关注,都是我国精准医学发展的优势。同时,我国人口众多、病种齐全,临床资源丰富,还有中医学宝库。在这个过程中,发挥大数据的支撑和引领作用,将成为提升我国医学科技水平,提高对公众的医疗服务能力,提高健康管理和服务能力的重要抓手。临床精准医疗涉及临床信息学、临床方法学及药物的研发。精准医学是一个结构复杂、功能繁多的体系,它的建立、整合、运行和监督将是需要贯穿始终的问题。精准诊断、精准检测等需要法规制度保证临床精准医疗的实施和发展。精准医学是临床发展的必然。发展精准医学需要产、学、研、政形成合力。政府在制定政策、法律法规方面要给予精准医学支撑。

精准医学体系的建立是在当代医学、自然科学和技术以及社会科学蓬勃发展的基础之上,实现人人享有健康的目标,促进在社会有限医疗资源投入的情况下每个人享有最大的健康保障。精准医学体系的构建将使传统的医疗模式走向整合化,从粗放型转为集约型,从低效能转为高效能。加强技术和实际临床应用的结合,在疾病的监测、诊

断和治疗等方面针对高发区前瞻性人群及易感人群等,探索建立符合国情和个体化综合精准预防的模式[11]。

4.4.2　数据的管理

精准医学的重点研究任务包括精准防控技术及防控模式研究、分子标志物发现和应用、分子影像学和病理学的精准诊断、临床精准治疗等。这也涉及几个重要的支撑平台,包括生物样本库、基因和蛋白质等分析平台,大数据平台等。其中大数据平台包括海量数据的产生和应用,涉及数据的收集、储存、分析、利用、安全等各个方面。精准医学为医生提供决策,为医生的临床决策提供精准治疗的手段和依据,精准医学一定需要大数据和大样本的支撑。第一,大健康发展策略应该关注生命全过程,即从生命出生第一天开始,一直到生命的终结。只要人类存在,就会与社会、环境、微生物、气候产生互动,而这些互动就会导致我们健康的改变,由此会生成大量的与健康相关的数据,健康大数据可能是未来所有数据里面最大的。第二,大健康策略要关注健康全过程。从健康、亚健康、高危到临床症状疾病,确定不同疾病,直至不同疾病的管理和诊断治疗,一直到康复的整个过程。第三,大健康策略要关注健康管理多个环节。其中包括个人健康管理、社区健康管理、医院健康管理及健康管理产业。

面对临床数据、组学数据、结构生物学数据、药物分子信息等海量数据,通过大数据技术形成新靶点、新结构、新药物、新方案、新标准及新规范,建立基因和蛋白质分析平台,将测序技术、芯片技术和蛋白质技术与临床需求深度融合,促进基因组学、芯片技术、蛋白质组学、分子影像技术在临床诊疗中的规模化应用。在资源共享方面,医疗数据和生物样本资源库共享机制缺乏,"信息孤岛"现象十分普遍,多元大数据的互通、融合和使用还存在一定问题。应打破数据共享和生物样本共享的瓶颈,筹建大数据中心,推动海量数据的分析和应用,促进对数据的深度挖掘和整合。

国家通过更好的顶层设计,在政策上制定科学的发展策略,给予准确定位。在保障原始数据安全的前提下,让处理后的数据在不同研究机构间充分共享,并且能够顺利对接,这将有利于我国完成高质量大型队列的研究,并充分挖掘数据的科研价值。建立基于大数据的科研环境,形成结构化数据,从建立全国统一的、标准化、结构化的电子病历入手,建立统一编码的数据共享系统,为精准医学研究的利用和共享提供大数据支撑[12]。积极开展健康人群及患病人群的队列研究,为开展基于精准医学的疾病风险检测和个体化治疗提供可供分析的大数据[13]。

4.4.3 国家政策与管理

2015 年以来，国家政策高度重视，科技部、国家卫计委陆续召开国家精准医学战略专家会议，形成我国精准医学发展的战略规划，并安排中央财政经费给予专项支持，同时带动地方财政或企业等社会资本的参与。

2016 年 3 月，国家已经发布精准医学重点研发计划，"精准医学研究"重点专项将以我国常见高发、危害重大的疾病及若干流行率相对较高的罕见病为切入点，建立多层次精准医学知识库体系和生物医学大数据共享平台，形成重大疾病的风险评估、预测预警、早期筛查、分型分类、个体化治疗、疗效和安全性预测及监控等精准防诊治方案和临床决策系统，建设中国人群典型疾病精准医学临床方案的示范、应用和推广体系等。该专项已部署新一代临床用生命组学技术研发，大规模人群队列研究，精准医学大数据的资源整合、存储、利用与共享平台建设，疾病防诊治方案的精准化研究，精准医学集成应用示范体系建设等 5 个任务。北京协和医院和四川大学华西医院筹建了精准医学研究中心。华西医院将开展总数达 100 万人的人群全基因组测序，建立数据库和样本库，分析疾病发生发展的规律，为精准医疗奠定基础。

2015 年 3 月 27 日，国家卫计委公布了复旦大学医学院附属肿瘤医院（上海市肿瘤医院）、复旦大学医学院附属中山医院、上海交通大学医学院附属瑞金医院、中国人民解放军第二军医大学附属长海医院、中国人民解放军第二军医大学第三附属医院（东方肝胆外科医院）、杭州迪安医学检验中心、浙江大学医学院第一附属医院、湖南省肿瘤医院、中南大学湘雅医学检验所、中山大学附属肿瘤医院、深圳华大临床检测中心、广州达安临床检验中心等单位为首批肿瘤基因测序临床应用试点单位。2015 年 4 月 21 日，来自国家卫计委、北京市卫生计生委、北京市医管局、清华大学、中国医学科学院的主管领导等出席了清华大学精准医学论坛。中国科学院生物技术专家委员会主任委员、华东理工大学生物工程学院名誉院长杨胜利院士在基于大数据的精准医学发言中说，与精准医疗密切相关的生物大数据、免疫治疗、移动医疗等产业也将陆续成型，为中国的精准医疗奠定基础。清华大学精准医学研究院正在筹建，将成为面向全校和校外的开放性研究平台，重点建设重大疾病协同创新研究中心、临床与流行病学研究中心、临床转化平台、健康科技孵化器等四大中心。重庆市科学技术委员会（重庆市科委）的"精准医疗科技创新专项"即将启动,首期将通过配套 2 000 万元资金投入,未来 5 年滚动支持的方式,助推重庆精准医疗发展。由第三军医大学西南医院生物治疗中心主任钱程教授申请的"精准医学生物治疗国际联合研究中心"正式获批。作为全国首个生物医药领域的国家国际科技合作基地,该研究中心将填补西部地区生物治疗领域国际联合研究中心的空白,平衡国家生物治疗产业区域发展布局。

在监管政策方面,国家层面制定的基因诊断、患者数据安全、临床新技术新产品监管等政策法规体系尚不完善。前瞻性地开展监管机制和政策法规研究,包括开展基因诊断、患者数据安全、临床新技术产品监管等政策法规体系的研究,是当前精准医学发展的必然要求。国家应为重大精准医学项目开放"绿色通道",加快审批速度,推动成果转化,以期尽快使科研成果惠及民生。加强部门间的协调配合,设立专门机构来管理、整合和分析数据,建立与之相适应的法律法规。加快制定新型诊断、治疗技术的应用和产业化方面的法律法规。通过适当的法规和监管措施,鼓励患者积极参与,激励患者积极提供自身遗传信息,参与精准医学研究。建立更加流畅高效的药物监管体系,优化程序,提高经济和临床效果,促进精准医学的发展。各部门要加强协调合作,职责分明,通力协作,加强资源整合,建立精准医学研究协作体系和平台,加强产学研用全链条研究和服务。开展健康保障科技工程,针对"看得起、看得好、看得上、少生病"4 个需求,从以下 5 个方向入手,即医药产品国产化(加快先进医疗器械进口替代,降低诊疗成本)、前沿技术临床转化(发展精准医学等前沿技术,提升诊疗技术水平)、疾病诊疗规范化(提高基层规范化诊疗水平,提高基层医疗水平)、医疗服务协同化(优化医疗服务模式,改善就医难题)、健康服务个性化(加快培育大健康产业,带动经济增长),结合科技创业者行动、百万医师基层服务创业行动、新型服务模式创业行动、中药大健康产业创业行动等,实现"提升全民健康水平,实现全面小康社会,发展健康产业,促进经济转型"的战略目标[14]。

4.4.4 国际社会的挑战

奥巴马政府推出的"精准医学计划",分两步走:第一步,侧重于癌症的预防、诊断和治疗;第二步,全面推广于各种疾病。美国提出"精准医学计划"顺应时代和科技发展需求,是具有整体思维的新型医学研究计划,它将所有个性化医疗的研究技术与方法、研究资源系统整合,统一布局,建立起整个美国医学界的"精准医学大计划",其突出特点是对医学研究的系统整合。美国希望继续引领医学进入全新时代，开启了肿瘤个体化治疗的新篇章。美国的精准医学正处于不断发展中。2015年初，美国宣布启动"百万人精准医学研究"。2015年6月1日，美国政府卫生机构宣布，一项"开创性"的精准医学临床试验将于7月启动，将给那些有特定基因异常的癌症患者带来利用靶向疗法治疗的新希望。美国精准医学涉及的学科和疾病众多，分子基因学诊断和染色体分析为关键工具。从方法/方式角度，基因检测包括单基因检测、基因组件（panel）和全外显子测序；染色体分析包括传统染色体分型和高通量染色体芯片技术。从疾病角度，美国的精准医学渗透到疾病的预防、诊断和治疗。分子诊断技术的成熟使我们能够依据患者基因学的不同，对目前为数不少的疾病（如肿瘤、糖尿病、心血管疾病、孤独症等）进行预防、诊断和治疗。2014年，美国梅奥医学中心宣布启动面向全球市场的高通量基因测序组件，该组件可检测50种肿瘤相关基因，可应用于多种实体肿瘤（如肺癌、乳腺癌、结肠癌和肝癌），从而使临床医师能及时根据肿瘤基因突变情况，选择有效的靶向治疗药物，对患者进行个体化治疗。除梅奥医学中心，美国其他医疗机构也推出了类似的基因检测组件，但不同机构所提供的检测内容略有不同。

美国精准医学的优势更体现在疾病的早期预防。以肿瘤为例，对各类肿瘤年轻和（或）有家族史的患者，进行基因学专科评估和检测，并进一步严密进行肿瘤筛查甚至预防性手术，可显著降低携带致病基因患者罹患癌症的风险。但值得一提的是，并不是所有的患者都适宜于基因检测，因为仅有5%～10%的癌症是由遗传性基因突变所致。在临床实践中，如果患者要求进行基因检测，通常会被转诊到基因学专科接受专科医师或基因学咨询师评估。而在评估体系里，最重要的两项是发病年龄和家族史。对基因检测结果的解读是复杂的，阳性结果并不意味着一定需要进行预防性手术，因为不同突变位点和肿瘤发生的关联不同，相当比例的患者携带基因突变但并不会罹患癌症。总之，进行基因检测是谨慎的决定，需要医师的专业评估，而对检测结果的解读和与之相匹配的诊治方案，则需要多学科的密切合作。美国精准医学在疑难罕见病和遗传性疾病中也有很好的应用。美国许多著名的医疗中心都会接诊来自世界各地的疑难罕见病患者。多数患者之前都曾辗转于多家医院，做过各类检查。对这些患者的诊断，全外显子测序正越来越多地被使用。是否对患者进行全外显子测序需要医疗团队谨慎讨论后才做决定。不同的医疗中心有不同的评估标准。通常，如果患者同意进行全外显子测序，医生将会安排基因咨询师为患者详细讲解基因学概念、全外显子测序技术和可能的检测结果。当前,美国有约 20 家临床实验室提供全基因组测序,费用多数在 7 000 美元左右,耗时 3~4 个月。基因组测序结果的解释是项复杂的工作,需要多学科医疗团队的讨论和合作[15]。

精准医学计划将带来一场医学界变革。与此对应,英国的"10 万人基因组计划"将对英国国民医疗保健制度记录(NHS)中 10 万名患者的完整基因组进行测序,目标是根据基因组学和临床数据制订个性化的癌症和罕见疾病疗法,并使 NHS 成为"世界上第一个将提供基因组医学作为日常护理一部分的主流健康服务体系"。迄今为止,英国已经对几百个患者的基因组进行了测序,2016 年测序完成 1 万个样本,2017 年完成 10 万个样本。精准医学将改变临床实践。很多疾病的诊断和治疗将会取得突破性进展。中国基因生物科学人才的储备和技术平台的成熟、巨大的患者群及雄厚的科研资金,都使我们有能力在这项描绘未来医学最美图画的宏大工程中成为佼佼者。但不可否认,中国也面临着许多不足和挑战,譬如缺少专业的基因学专科临床医师,可回溯和长期随访的电子病历系统有待完善及与基因学诊断和治疗相配套的法律和医保政策亦有待成熟。但这些也都是可以克服的困难,相信中国同仁将会成为这场医学界变革中的主要参与者和引领者之一。我国也应顺应科技发展需求,制定和实施"中国精准医学研究计划",从国家层面进行顶层设计、总体布局,从技术层面着手展开,携手共同建立开展相应研究工作的大团队,开展创新型的临床试验,前瞻性地处理好精准医学和其他生物医学研究项目的关系,加强政策和财政支持,促进我国医药科技的整体协调发展。

参考文献

[1] 饶克勤. 中国人口健康转型与医学整合[J]. 医学与哲学(人文社会医学版),2010,31(1):10-12.

[2] 詹启敏. 精准医学:我国医学发展的历史机遇[N]. 中国科学报,2015-12-22(7).

[3] 余惠敏. 中国式精准医疗计划正酝酿有望进入"十三五"重大科技专项[EB/OL]. (2015-06-22)[2015-08-31]. http://bi95.ce.cn/gate/bi95/www.ce.cn/xwzx/gnsz/gdxw/201506/22/t20150622-5702888.shtml.

[4] 袁冰. 整体医学:融汇中西医学的理论医学[M]. 香港:现代医药出版社,2010:17.

[5] 陈万青,郑荣寿,张思维. 中国恶性肿瘤的动态变化[J]. 科技导报,2014,32(26):65-71.

[6] 世界癌症报告:中国新增癌症病例居全球之首[J]. 中国科技信息,2014(5):12.

[7] 孔双蕾. 我国 10 种主要恶性肿瘤 SCI 论文产出及 NSFC 资助情况分析[J]. 中国科学基金,2016(6):512-516.

[8] 董志伟,乔友林,李连弟,等. 中国癌症控制策略研究报告[J]. 中国肿瘤,2002,11(5):250-260.

[9] 代敏,李霓,李倩,等. 全球肿瘤预防控制概况[J]. 中国肿瘤,2011,20(1):21-25.

[10] 季加孚. 生物样本库的能力建设与最佳实践[M]. 北京:科学出版社,2013:19-23.

［11］于振行,王德平."十一五"国家高技术研究发展计划"重大疾病的分子分型和个体化诊疗"重大项目布局及实施情况分析［J］.中国生物工程杂志,2012,32(6)：125-130.

［12］赵晓宇,刁天喜,高云华,等.美国"精准医学计划"解读与思考［J］.军事医学,2015,39(4)：241-244.

［13］夏锋,韦邦福.精准医疗的理念及其技术体系［J］.医学与哲学(临床决策论坛版),2010,31(11)：1-3.

［14］詹启敏.中国精准医学发展的战略需求和重点任务［J］.中华神经创伤外科电子杂志,2015,1(5)：1-3.

［15］World Economic Forum. Preparing for Precision Medicine ［EB/OL］.［2015-03-02］. https://www.weforum.org/reports/preparing-precision-medicine.

5 我国精准医学发展的目标

精准医学的实践和发展过程需要分阶段、分步骤进行，通过全面考虑临床、基础、药学、前沿技术、服务、健康等相关因素，围绕医药产品国产化、前沿技术临床转化、疾病诊疗规范化、医疗服务协同化、健康服务个性化等进行系统加强。经过五年时间创制一些重要疾病的精准治疗方案并推广，经过十五年时间整体实现一系列创新突破和临床应用，最终探索出一条具有中国特色的精准医学发展之路。

5.1 精准医学的总体目标

以为人民群众提供更精准、高效的医疗健康服务为目标，建立国际一流的精准医学研究平台和保障体系；自主掌握核心关键技术；研发一批国产新型防治药物、疫苗、器械和设备；形成一批我国定制、国际认可的疾病诊疗指南、临床路径和干预措施；显著提升重大疾病防治水平，带动生物医药、医疗器械和健康服务等产业发展；加快推进深化医药卫生体制改革和医疗模式变革，深化与加强精准医学国家平台建设，突破精准防诊治产品与创新精准诊疗模式研发相关的前沿技术瓶颈，全面加强精准医疗关键技术链条建设，逐步缩短与发达国家的差距，并在部分创新技术领域实现弯道超车。进一步系统集成、深入布局相关的精准防诊治关键技术，建立符合中国人群遗传背景与疾病特征的精准诊疗、精准预警与健康管理体系，实现疾病的早预防、早发现、早治疗。满足我国精准医疗技术临床应用与相关生物医药产业转型升级的迫切需求，逐步实现从精准诊疗到精准预防预警的健康端口前移，提升我国医疗资源的有效利用，全面保障广大民众的健康需求。

5.1.1 医药产品国产化

加快医药产品国产化进程,提升医药产品的国际竞争力,提高医药产品的研发和自主创新能力,提高低附加值的化学原料药、仿制药、中草药等医药产品水平,加快产业升级,改变产业结构,创新产业机制,提高整体效益。在医药产品国产化的进程中,通过关键技术的突破和转化,实现所需疫苗品种的全部国产化和主要抗体药物的基本国产化,重要疫苗品种如宫颈癌、联合疫苗等国产市场比例提高至 70% 以上,全面提高疫苗和抗体药物的可及性,保障广大民众的健康需求。

加快先进医疗器械进口替代,降低诊疗成本,加强对医疗器械自主创新及国产化的扶持力度,如在监管、创新审批、资金等方面为医疗器械国产化创造良好环境,突破骨科器械、核磁共振仪、影像监测仪器、心脏支架等国产器械产品技术,加快生命组学或表型检测设备国产化,并进军国际市场,加强国内医疗器械生产商的联合,实现医疗器械国产化[1]。

重视创新药物研发,鼓励和推动药品自主创新,协调搭建国际药品创新平台,制定创新能力衡量标准,对符合要求的创新主体给予支持[2]。采取财政、税收政策刺激研发投入,建立风险基金,瞄准群众急需,针对药品质量安全、创新药物开发、中医药现代化等建立国际先进的国家药物自主创新体系。实施提升药品创新能力、保护并推广药品创新成果的政策[3]。

5.1.2 前沿技术临床转化

发展精准医学等前沿技术,整合临床研究和基础研究,提高诊疗技术水平,防止临床和基础的相互脱节。通过整合基础医学研究与临床研究的优势力量,建立精准医学转化研究中心,开展精准医学科学项目,突破人类基因组计划及相关研究、蛋白质组研究、生物信息学研究、人体组织工程与干细胞研究、生物芯片技术等前沿技术并临床转化,推动精准诊断、精准治疗和健康管理。重视临床样本资源及临床数据的互通共享和信息挖掘,推动开展个性化、精确化的疾病病因学研究,帮助寻找精准化的治疗靶点和治疗药物。以患者为中心,以临床为基础,应用前沿技术,加强基础研究成果快速转向临床应用,提高医疗总体水平。用新的思维、理论、方法和技术研究生物学,引导精准化治疗,增强前沿技术对临床的潜在贡献度和潜在引领度。通过标准化的大型队列研究和多组学研究,寻找疾病新的生物标志物,完善疾病分类,并进行临床转化,达到个体化精准医疗。

5.1.3　疾病诊疗规范化

开展重大疾病规范化诊疗,有效减轻患者负担。制定符合基本医疗服务、基本医疗保障和基本药物供应原则的规范化诊疗指南,开展重大疾病的规范化诊疗试点工作。探索基于规范化诊疗的单病种支付与收费办法,控制医疗费用。利用现代电子信息技术,逐步建立病理远程诊断和会诊系统,逐步解决县级医院病理诊断问题,保障重大疾病规范化诊疗的基础质量[4]。提高基层规范化诊疗水平,提高基层医疗水平。对目前临床疾病诊断方式、疾病的分类分型、临床诊疗路径、临床诊疗的规范、指南和标准进行全面整合,通过对风险的精准预测、对疾病的精准诊断和分类、对药物的精准应用、对疗效的精准评估和对预后的精准预测,实现疾病诊疗的规范化。基层医院要加强疑难病的识别能力,规范执行具体诊疗方案,搭建基层医院与核心医院之间的学习交流平台,加强规范化科室管理流程,提高医疗服务能力。提高个体化精准治疗水平,对病患生物学信息进行精确分析,依据有实证基础的治疗原理、规范和指南,结合患者独特的心理、社会特征和个人意愿,明智地选择和组合有效的治疗方法,形成契合病患独特性的最佳诊疗方案。

5.1.4　医疗服务协同化

整合医疗资源,医院向"以患者为中心"的模式转变,优化医疗服务模式,改善就医难题。建立信息化平台,公开医疗服务价格信息,实现区域医疗服务协同共享,建立智慧医疗体系。构建新型医疗服务体系,改革医疗支付方式,实现核心服务流程再造,提高医疗服务水平,增强医院竞争力,促进卫生事业健康、协调、可持续发展。优化医疗服务模式,在服务流程和医患沟通上下功夫,改善就医难题。全面加强业务和基础建设,打造过硬的工作素质,强化医疗作风建设,加强医德医风建设,主动接受群众全方位监督,围绕解决群众看病就医问题努力,提高医务人员职业道德水平和服务能力。改进医疗服务质量,提高医疗服务效率。

5.1.5　健康服务个性化

加快培育大健康产业,带动经济增长。在医疗护理、康复保健、健身养生等众多健康领域加强供给,确保质量。制定有利于健康产业发展的产业政策和人才政策,形成产业标准,积极推动健康产业的良性发展。充分发挥高校、研究院所优势,推进产学研合作项目,加强合作机制,提高产业集群的研发力。建立和完善现代化医疗保障体系,把健康产业作为战略重点进行规划,通过政策科学化的指引,相互协调、合理配置政府、企业、高校、研究所等发展资源,实现产业升级整合,培育形成有利于健康产业发展及鼓励创新的外部环境。扶持一批技术水平较高的健康产业,推广健康生活方式,引导健康类产品和服务的消费。鼓励发展老年护理相关的康复产业,建立健康照护共担机制。全方位推进个性化健康服务业,引导社会力量投资和关怀,加强高端医疗、口腔、医疗美容等资源建设,形成健康服务个性化新常态。

此外,要推行创新与创业融合发展,实施科技创业者行动、百万医师基层服务创业行动和新型服务模式创业行动等。

5.2　精准医学的阶段目标

在总体目标的基础上,中国精准医疗的阶段目标,分为五年目标和十五年目标。

五年目标:

组织实施"中国精准医学"科技重点专项,重点开展恶性肿瘤、高血压、糖尿病、出生缺陷和罕见病的精准防治治疗,加强创新能力、监管法规、保障体系建设。我国精准医学研究和临床水平位于国际前沿,部分具有中国特色疾病诊疗水平引领国际发展。针对某种肿瘤、心脑血管疾病、糖尿病、罕见病分别创制出 8～10 种精准治疗方案,并在全国推广实施。

十五年目标:

组织实施"中国精准医学"科技重大专项,在已建研究体系基础上,扩展到其他重要疾病领域。我国精准医学整体实现创新突破和临床应用,带动相关企业发展;重点研究疾病的诊疗标准和指南;在精准医学主要研究单位和试点地区,我国重要肿瘤早诊率由目前的 20% 提高到 40% 以上;遏制新生儿出生缺陷率上升趋势,将出生缺陷发生率由 5.6% 降低到 3.0% 以下;主要心血管疾病的病死率和致残率降低 10%。

参考文献

[1]　王虎峰,戴莉.我国药品自主创新管理战略、模式和政策建议[J].中国软科学,2009(5):8-15.

［2］赵晓宇,刁天喜,高云华,等. 美国"精准医学计划"解读与思考［J］. 军事医学,2015,39(4)：
241-244.

［3］黎陈静,陈丹仪,陈凯先,等. 中国新药研究开发现状［J］. 生命科学,2004,16(5)：324-329.

［4］卫生部医疗服务监管司. 关于改进公立医院服务管理方便群众看病就医的若干意见［EB/OL］.
［2010-02-05］. http://www. gov. cn/gzdt/2010-02/05/content_1529558. htm.

6 我国精准医学的重点任务

精准医学是基于医学科学研究在分子水平深入发展的基础上建立起来的，是个体化治疗理念的进一步升华。精准医学是多学科前沿领域交叉融合产生的，具有鲜明的多学科特征和当前科学发展所限的阶段性特征。当前精准医学发展的重点任务是充分利用各学科的最新进展，获取疾病的个体化信息，并据此有针对性地给予患者合理的差别化治疗，最大限度地提高患者的临床治疗效果、降低潜在不良反应。中国的精准医学发展应在国家层面建立有效的协调发展机制，有规划、有目标、有重点地循序推进，从建立精准医学平台的数据获取与分析、建立临床多学科的精准医学诊疗体系，到重点布局几种严重威胁我国人民健康的常见疾病和部分罕见疾病，有序开展精准医学的研究和诊疗实践，具体将从以下方面展开。

6.1 组学技术发展与平台建设

无论传统西方医学还是东方医学的实践均表现为一定程度上的模糊科学。医生通过收集各方面的检查结果评估患者的症状和最终诊断，并决定给予何种治疗。但是由于人体生理的复杂性和当前认识的局限性，医生尚无法全面掌握每一位患者疾病背后的全部病因，因而也无法制订最准确可靠的治疗方案。近些年来，分子生物学的发展，尤其是组学技术基础上分子生物学的发展，为探索疾病病因和选择治疗靶点进入一个新的发展阶段奠定了基础。组学技术的发展与应用使医生能够在更宽阔和全面的角度重新评估患者的疾病及可能的治疗措施。因此，组学技术的发展与平台建设对于精准医学的发展是一个最基本的技术保障与必要条件。同时，我国的精准医学发展也离不开组学技术的深度融合与平台建设,这一平台将有效地把临床医生、实验室科研人员、研究型企业与临床信息系统研发人员联系起来,加速精准医学技术的进展与应用。

6.1.1 基因组学与精准医学

基因组学(genomics)是应用 DNA 重组与测序技术及相应的基因组序列组装与分析等生物信息学方法来分析基因组的功能与结构的一门遗传学分支学科。基因组学研究的核心是基因组测序与分析技术。基因组学对医学的发展产生了深远的影响,并且将进一步延伸。作为在医学临床实践中应用最成功、最前沿的组学技术,基因组学产生的信息已经用于指导临床决策,其对医疗实践的指导作用还将进一步加强。但是,医疗实践的需要对基因组学的发展提出了更高的要求,需要在基因组学的基础设施及资料收集、存储和分享方面做出一些重要改进才能加速其在医学实践中的应用。这一过程也会不断地填补医疗实践与基础研究的鸿沟,最终实现理想的无缝对接。基因组学平台的形成与改进必将进一步加速精准医学实践的发展。

但是,当前对基因组学信息的诠释技术尚处于发展阶段,大部分基因异常尚未匹配到相对应的临床信息。因此,基因组学的信息仍然需要与其他临床资料相结合,患者才能最大获益。类似地,这一问题也存在于其他组学相关的精准医学领域。目前,组学数据的分析与解读是组学相关精准医学发展的瓶颈。

6.1.2 蛋白质组学与精准医学

蛋白质组学(proteomics)是对生命体或其组成部分在特定条件下的蛋白质组成、结构及功能进行大规模、高通量研究的学科。蛋白质组学的研究技术包括蛋白质分离技术、质谱鉴定技术等。用蛋白质组学技术研究临床患者样本中蛋白质成分与含量的变化,用于疾病诊断与治疗的领域称为临床蛋白质组学(clinical proteomics)[1]。将蛋白质组学技术应用于疾病监控或疾病的早期检测和筛查称为蛋白质组模式诊断学(proteomic pattern diagnostics)[2]。通过高通量的质谱技术可以产生各种生物样品(包括病理组织、体液等)的蛋白质指纹,而其中的指纹特征则可揭示疾病信息的变化。临床蛋白质组学检测具有检测迅速、仅需微量样品的特点,能够迅速反映生物样本中高通量的蛋白质水平及修饰状态的变化。2003 年,瑞典启动了人类蛋白质图谱项目,随后又相继启动了基于蛋白质组数据的人类细胞图谱(Cell Atlas)、组织图谱(Tissue Atlas)与肿瘤图谱(Cancer Atlas)项目,并且这些数据仍在急剧扩增。自从 2011 年人类蛋白质组组织(Human Proteome Organization,HUPO)启动了人类蛋白质组计划(Human Proteome Project,HPP),蛋白质组学就已经成为未来精准医学的一部分。生物体内的蛋白质水平或修饰状态是随着机体的生理或病理状态不断发生动态变化的,因此能够反映机体或疾病的动态变化过程,而这些过程是无法从基因组测序为主的精准医学领域进行预测的,因此蛋白质组学是广义精准医学概念中不可缺少的部分;另一方面,蛋白质组学在临床精准医学方面应用的大数据分析可能会产生新的疾病标志物,这可能是未来发现疾病标志物或标志物谱及潜在分子治疗靶点的重要手段之一。

目前,蛋白质组学的发展主要在于发展高通量的敏感技术检测大量蛋白质的水平和修饰状态的改变,并且将这些蛋白质在质和量上的改变与疾病信息联系起来。

6.1.3 微生物组学与精准医学

微生物组学(microbiomics)是研究特殊生存环境下微生物群体的组成、代谢及其对生存微环境影响的学科,医学中微生物组学研究的内容是在机体特定状态与特定部位微生物群体的组成与代谢特征对人体生理和病理状态的影响。目前,在医学研究中所说的微生物组学多指依赖于基因组测序技术的微生物基因组学和依赖于代谢组学技术的微生物代谢组学。

正常情况下,在人体与外界环境相通的部位都生活着特定群体组成的微生物群体。这些微生物大部分是与人体共生的正常菌群,通常包括无害菌群和有益菌群及特定条件下的致病菌群。以前,除对于正常菌群对机体局部微环境的影响有较多认识以外,对于局部菌群对机体整体功能及对疾病的影响了解有限。随着基因组测序技术的发展,微生物组的基因组测序数据也越来越多地揭示了微生物群体的组成、代谢等对机体和疾病的影响。由于所处生存环境不同、饮食不同导致的微生物菌群不同进而对机体产生不同影响的研究结果已经有较多报道,如不同的肠道菌群对肿瘤、心血管疾病、代谢性疾病等都产生显著的影响[3-6]。通过基因组学测序或者代谢组学技术确定的微生物组成、代谢特征能够在早期揭示疾病的高危因素、疾病的发展状态及对治疗的反应性,虽然该方法目前还没有成熟地进入临床应用,但已经越来越多地显示了其临床应用前景。

通过检测、干预或改变机体的微生物组成及代谢活性,能够在疾病的预防、诊断和治疗领域产生重要的临床应用价值。当前,微生物组学的发展重点主要在于进一步明确不同微生物组成或其代谢物对于疾病进展的意义及可能的干预措施,以便尽早应用于疾病的预防、诊断和治疗。

6.1.4　转录组学与精准医学

转录组学(transcriptomics)是利用转录组测序技术研究组织或细胞中基因转录水平及潜在的转录后修饰变化,用以反映机体生理和病理状态的改变。最初的转录组学测序是间接地反映机体内转录组相关蛋白产物的变化,用以评价相关蛋白产物的活性情况及相关信号通路的激活情况,用以揭示疾病的发病原因、分子分型并提示治疗策略与预后,提高精准医学的靶向性。但是,随着 RNA 研究技术的发展及对非编码 RNA 认识的逐渐深化,转录组学所包含的信息已经远远超过了最初其所代表的蛋白质组表达情况,还包括了大量非编码 RNA(微 RNA、长非编码 RNA、环状 RNA 等)的组学特征及其加工或修饰的改变。由于目前对于非编码 RNA 的功能研究还很不充分,大量非编码 RNA 的功能还未得到注释,因此对于转录组数据的挖掘还有很长的路要走。仅就目前研究较成熟的编码 RNA 转录组学信息挖掘来说,也仍然有很多局限之处。除了转录组中非编码 RNA 的功能解读问题,编码 RNA 的丰度与其对应蛋白产物的丰度和修饰状态的相关性也不是非常稳定,这给转录组学应用于精准医学的临床诊断与治疗带来了干扰,需要在大数据分析下进一步加强线索与关系的筛选与验证。

转录组学在精准医学方面的发展方向在于进一步挖掘编码 RNA 对应蛋白产物的功能网络、非编码 RNA 的功能注释,以及它们在疾病发生与转归中的作用。对这些问题的深入解读将极大地推进生命科学研究和精准医学的发展。

6.1.5　表观遗传学与精准医学

表观遗传学(epigenetics)是非 DNA 序列相关、但能够遗传的细胞生物学表型,主要包括 DNA 甲基化、乙酰化、组蛋白修饰等。DNA 的这些修饰状态在疾病过程中会发生特征性改变,如基因组某区段的 DNA 甲基化状态在肿瘤发生过程中会产生高甲基化,导致抑癌基因表达下调,促进肿瘤发生与进展。这些表观遗传学的特征性改变对疾病的诊断和治疗均有重要的实践意义。针对这些特异的表观遗传学修饰下的改变而研发的疾病诊断和治疗策略已经应用于临床。目前已经应用于临床治疗的 DNA 甲基转移酶抑制剂 AZA 和组蛋白去乙酰化酶抑制剂 SAHA 均属于表观遗传学调控药物,用于恶性肿瘤的治疗,显示了较好的疗效。西达苯胺是中国首个授权美国等发达国家专利使用的原创新药,是第 1 个具有亚型选择性的组蛋白去乙酰化酶抑制剂,主要用于治疗复发性和难治性外周 T 细胞淋巴瘤。表观遗传学修饰药物对细胞基因组和生物学表型的影响非常广泛,但一般只限于某一类表观遗传学修饰方式,如 DNA 的单甲基化、双甲基化、三甲基化及组蛋白不同赖氨酸位点的乙酰化修饰等。

目前针对表观遗传学修饰进行治疗的药物主要存在不能定点改变某个基因的特异性表观遗传学修饰位点的问题,而是广谱地改变整个基因组的相应表观遗传学状态,这是表观遗传学药物在精准治疗方面的一个瓶颈。要想达到精准的定点修饰表观遗传学状态,需要凭借非常复杂的分子生物学工具。因此,获得更加精准的表观遗传学修饰药物还有更长的路要走。

6.1.6　代谢组学与精准医学

代谢组学(metabolomics)是采用与基因组学和蛋白质组学相似的研究思路,利用高通量鉴定技术对生物体内所有代谢物进行定量分析,以分析代谢物与生理、病理变化的相对关系,是系统生物学的组成部分。代谢组学代表着机体在个体基因组学与外界环境的相互作用下的产物输出,使科学家和医生们能够了解机体在基因-环境交互作用下的状态变化。目前,代谢组学技术包括核磁共振(NMR)分析、气相色谱-质谱(GC-MS)分析和液相色谱-质谱(LC-MS)分析,可检测的标本包括固体、液体、气体等不同状态,甚至可以用体内或活细胞成像的技术检测机体内的实时代谢情况[7, 8]。这些方法在检测样品的敏感度和方便程度等方面各有优势,代谢组学检测不但能够确定内因性的疾病代谢标志物,还能够确定外因性的疾病代谢标志物。目前,大部分代谢物的生物学和医学意义仍处于实验室研究与初级研究开发阶段,所用的样本量相对比较小,实验方案各不相同,因此也面临着与蛋白质组学和转录组学等研究相类似的绝对定量和稳定性的问题。如果这些问题能够得以解决,那么代谢组学最终在精准医学的临床检测中无疑会发挥关键性的作用。基于液相色谱-质谱技术的代谢组学分析有较好的未来临床应用前景,可以对临床常规采集的体液样品进行代谢组学检测。基于 NMR 技术的代谢组学检测也已经有了较大进展,能够在几分钟内完成一个样品的高通量检测[9, 11]。代谢组学研究已经发现,三甲胺(TMA)在肝脏的代谢副产物氧化三甲胺(TMAO)是动脉粥样硬化的高致病因素；糖尿病患者中也存在着氨基酸代谢成分的异常。肿瘤相关的代谢组学产物也正在进一步挖掘中[12，13]。到目前为止，精准医学最成功的例子要数用代谢组学方法进行新生儿代谢疾病的筛查，以及进行糖尿病前期、血色素病和膳食营养缺乏症等疾病的检测，其优势在于能够以低廉的费用实现大量代谢物的同时检测，并为疾病治疗药物以及剂量的选择提供支持。因此，代谢组学在精准医学的疾病诊断、治疗及疾病治疗药物反应监测中都有非常广泛的应用前景。

解决代谢组学的定量问题并统一研究和临床应用标准，使其操作的平台与试剂标准化，将有助于解决代谢组学检测技术在临床应用中的可靠性问题。同时，进一步探索新的与疾病相关的生物学代谢标志物及不同代谢物对机体和疾病的意义，将使代谢组学在精准医学领域的应用产生巨大的飞跃。

6.1.7　免疫组学与精准医学

免疫组学(immunomics)是一个新兴的概念，是免疫学的前沿分支学科，研究免疫相关的全部分子及其靶点的结构、功能及其在生理和病理状态下的变化。免疫组学是从系统功能的角度进行分类的专业学科，与以生物学基本组成物质分类的基因组学、转录组学、蛋白质组学、代谢组学等其他组学领域高度交叉融合。免疫组学的研究技术也同时融合了基因、转录产物、蛋白质、代谢物等不同物质的组学研究技术和分析方法，充分利用这些技术研究生理和病理状态下免疫系统的组成、发育、分子结构和表达水平等动态变化，为全面了解免疫系统和疾病状态下的免疫应答提供基础，也为临床疾病的治疗提供更精准的策略选择和治疗靶点。机体免疫系统对自体的作用和对异常物质的清除是一个非常精准的识别与处理过程，当前的多种靶向治疗方案都是基于免疫系统的抗原抗体识别过程，如肿瘤抗体药物靶向治疗和基于抗体识别的靶向修饰药物治疗、抗体血清的保护性治疗及细胞免疫治疗等。免疫组学在疾病疫苗研制中的作用是显而易见的，在肿瘤等疾病的特异性抗原发现及抗体药物的研发领域，免疫组学也发挥着不可替代的作用，能够高通量地筛选潜在的疾病分子诊断标志物和抗体药物靶点[14]。

免疫组学不但为免疫研究开拓了新的视野和研究工具，更是人们从机体内部寻找抵抗疾病策略的系统性探索。免疫组学在精准医学应用的挑战在于更加全面地认识免疫相关疾病过程中免疫系统的调控机制及干预靶点的鉴定与验证。免疫组学这一领域刚刚起步，但其对于疾病免疫学的巨大推动作用将逐步显现。

6.2 精准防控技术及防控模式

6.2.1 生物样本库的构建

生物样本库把患者组织样本的生物学信息与临床资料联系起来,是产生新的精准医学发现的重要基础。2015年1月美国推出"精准医学计划",致力于建立大规模人群队列的基因组信息,以服务于癌症和糖尿病等疾病的诊断和治疗。在大规模组学技术发展的背景下,生物学大数据来源于生物样本库,产生高质量的有效数据需要有高质量的样本作为保障。因此,高标准质控要求的样本库的建设至关重要。精准医学的内涵已经不单纯地限于美国总统奥巴马提出的基因组学信息挖掘,因此对疾病样本库的建设也不仅限于DNA遗传样本的收集和管理,还可能包括组织、体液、排泄物等的收集和管理。美国、英国、日本等国家已经纷纷建立生物样本库,我国也在国家层面规划了大规模正常人群和疾病人群的队列样本库,用以分析疾病发生发展的机制,并从生物大数据中寻找疾病的诊断与治疗靶点,为精准医学的健康发展奠定基础。

精准医学的高质量发展依赖于高质量的生物样本库建设。因此,在建设精准医学研究中心的同时,也要将生物样本库建设作为重要的考虑要素,并实现生物样本库数据的规范化、信息化和共享化,真正实现大数据背景下的精准医学创新发展。没有信息化共享的生物样本库将失去生物样本库建设的意义。因此,在医学大数据背景下的精准医学发展需要建立生物样本库的规范操作标准及便于信息共享的生物样本库与数据管理系统,服务于医药产业的迅速发展。

生物样本库建设涉及的主要问题如下。

(1)生物样本库建设的标准化流程及质量规范建设:生物样本采集的质量直接关系到研究结果的可靠性。由于生物医学研究成本高昂,每一批样本的研究和检测可能需要付出大量的时间与经费,不符合质量标准的样本会给实验研究带来无可挽回的损失。因此,在国家层面的精准医学体系建设中,必须同时建立具有国际质量控制标准的样本库系统,制定国内统一操作规范,从样本的采集、保存、运输、使用等方面加强样本库建设专业人员的培训,提高样本库的整体质控标准。

(2)生物样本库包含的信息层次:生物样本库是以疾病样本为中心的多层次医学

信息的整合体系,样本相关信息的完整性与整合机制决定了样本库在精准医学研究和应用中的价值。在样本采集的过程中,应尽可能前瞻性地收集疾病相关的全面信息。

(3)生物样本库的伦理与法律问题:生物样本库为医学研究进展带来了最为关键的研究材料和线索,是医学研究中必不可少的资源。各个层次和方面的研究及研发单位如何尊重生物样本采集、使用、交流中的伦理问题不但涉及社会道德问题,更是一项紧迫与复杂的法律问题。应该对生物样本库的建设制定出国家层面的职业规范与法律标准。

(4)生物样本库的信息化管理:国家层面的生物样本库建设是一项系统、长期、战略性的工程,在设计和建设中应前瞻性地考虑人员、环境、共享、使用等多方面的技术问题。其中,生物样本库的信息化管理决定着样本库的起点、发展及是否能有效地发挥最大价值,应该具有搜索、保存、统计分析、数据融合、扩展升级等较完善的系统模块。

(5)生物样本库的安全管理:生物样本库的安全管理是样本库建设的一项重要内容。样本库的安全包括样本和数据安全、人员安全、设施和设备安全等涉及生物安全和化学安全等方面的问题。生物样本库中包含受到乙型肝炎病毒(HBV)、HIV等传染性病毒感染的样本,平时工作中操作人员要严格做好个人安全防护与疫苗接种,严格遵守生物安全操作规程;绝大部分样本的保存需要长期低温的储存系统与设备,要从供电、制冷等方面配备应急工作系统;样本库的数据要从存储安全和隐私安全的角度做好备份与维护。

在中国,生物样本库的建设还应考虑到建立者、管理者、使用者等多方的管理层面问题,最重要的是如何打破样本收集者与使用者的单位或个人利益保护屏障,实现利益共享,同时除了成本补偿外避免将生物样本库的使用及运行与经济利益挂钩,这将关系到精准医学是否能在中国健康、长久地发展。

6.2.2 大型疾病数据系统共享平台

精准医疗是系统性、长期布局的大科学研究计划,将面临海量数据的采集、存储与分析。生物医学大数据的有效管理是对其进行有效利用并产生巨大科学价值、社会价值、经济价值的关键环节。面对当前不断增长的海量医学大数据,其有效管理与价值挖掘是今后长时间内的技术瓶颈与生物医学前沿。20世纪80年代以来,美国、欧洲、日本等发达国家相继建立完成美国国家生物技术信息中心(NCBI)、日本DNA数据库(DDBJ)、欧洲生物信息研究所(EBI)等大型生命科学数据平台,目前这些平台已成为全世界数据资源的管理和保藏中心。我国具有丰富的生物样本资源,但如果各种数据都必须提交至上述数据平台,这将对我国生物数据主权具有严重威胁。

建立安全、稳定、可操作的生物医学大数据共享平台是我国精准医学研究的重要环节,更是精准医学发展的基石。针对国内大数据研究和平台建设上的严重短板,建立国家级的生物信息中心已十分紧迫。我国的研究及产业领域正在广泛开展数据相关研究和开发。国家科技重大专项、国家自然科学基金等重大科研计划先后将大数据研究应用列为重要的研究内容,从多方面加强我国医学数据信息系统的建设,全面整合有效的疾病数据资源,建立服务于我国精准医学发展的大型疾病数据平台。

在平台的建设上,首先需要建立面向精准医学的疾病数据信息的大型共享平台,储备可智能检索与加工的大型医学知识库,整合预防医学、基础医学、临床医学等方面的大规模数据信息,实现数据的有效存储和应用。针对转化医学的需要,开发能够整合分析多组学和临床数据的生物信息学分析软件,为基础研究助力。从长远来看,我国精准医学发展的大型疾病数据系统共享平台将承担国家科技重大专项、国家自然科学基金、重大公益专项等公共健康领域科学数据交汇、数据加工、数据存储、数据挖掘和数据共享服务的任务,为我国科技创新、政府卫生政策和法规制定、医疗卫生事业的发展提供支撑,为创新型人才培养和医疗健康产业发展提供科学数据共享服务,最终提高我国医疗卫生领域精准诊疗的整体水平和国际竞争力。

6.2.3 环境暴露因素和个体内因调查及监测

疾病的发生是环境致病因素作用于机体,与机体内因相互作用导致的结果。环境因素是外因,机体遗传因素是内因。以肿瘤的发生为例,细胞在多种外部致癌因素的作用下发生表观遗传学、遗传学方面的改变,激活致癌信号通路,导致细胞生长失控从而发生肿瘤。在糖尿病的发生中,习惯性的高脂和高糖饮食是糖尿病发生的强烈刺激因素。但是,无论对于肿瘤还是糖尿病来说,即使暴露于相同的外部因素,不同个体患相应疾病的概率也大不相同。因此,在疾病的发生中,外因和内因均发挥着重要作用,对于疾病的预防也应分别从外因和内因着手。疾病的外因主要包括物理、化学、生物因素等,但具体到每一种疾病,其特异的致病外因则不尽相同。例如,包括烷化剂、多环芳烃化合物及其衍生物、芳香胺和偶氮染料类、亚硝基化合物等在内的化学物质,电离辐射、异物刺激和慢性损伤所致癌前病变等物理因素,以及包括 EB 病毒(EBV)、HBV、HPV

等病毒在内的生物因素,在一定条件下都可能成为肿瘤发生的外部因素。机体细胞在外部因素作用下产生的疾病效应和进程不完全相同,有的会较早产生病变,有的在机体的生命周期内并不会产生病变,这与机体内部因素决定的疾病易感性有关。肿瘤疾病的内部因素有遗传学、表观遗传学等多层次的事件。例如,肝脏在 HBV 感染、长期酗酒、肝损伤药物的作用下会产生肝硬化,导致肝细胞内基因组发生遗传和表观遗传学标记的改变,激活致癌信号使肝细胞发生转化并进展为肝癌。肺癌的发生与日益增加的工业排放空气污染物有关。空气污染物中的致癌物质作用于肺上皮细胞,激活关键的癌基因通路如 *ALK*、*EGFR* 等,导致细胞发生恶性转化产生肿瘤。

目前对大部分疾病的外因和内因的认识还不充分,只明确了少量的致病物质和致病基因或疾病易感基因。只有在充分认识疾病的外部致病因素和内部因素后才能够有效地对疾病进行早期预防和治疗。对疾病外部因素的认识需要发展准确和特异的物质分析和监测方法,采用流行病学方法确定物质与疾病发生的相关性,在基础医学中验证该物质与疾病发生的因果关系,在临床研究中验证相应干预措施的治疗效果。这需要在一系列的学科合作与研究下对疾病的发生发展进行全面而深入的探索。精准医学指导下的生物学基础研究和临床研究将有助于深入挖掘疾病的发生机制,从外部致癌物质和内部易感因素的相关分子结构、功能、干预策略等方面入手,进一步阐明与疾病发生相关的外部因素和致病物质,以及与之相关的机体内部反应和病理生理状态,从而制定相应的疾病预防策略和治疗策略,为征服人类顽疾取得突破性进展。

6.2.4 符合国情的个体化综合预防模式的探索

肿瘤疾病、重大传染病、心血管疾病等重大疾病增势迅猛,给人民健康带来了巨大危害。随着医学技术的发展和健康需求的提高,医疗卫生模式逐渐从治疗为主向预防和治疗并重的理念转变。预防疾病比治疗疾病需要的经济成本更低,社会效益更广,个体预后结局更好。疾病的预防分为三个层次。第一级预防为初级预防,主要是为减少致病因素暴露而采取的相关措施,也是预防和消灭疾病的根本措施。疾病的第二级预防是为防止或减缓疾病发生进展而采取的预防措施,主要包括疾病普查和高危筛查、定期体检及开设专科咨询门诊等措施。疾病的第三级预防主要是针对疾病的症状进行处理,是为了防止病情进一步恶化、减少疾病的并发症、提高患者生活质量所采取的相应措施。在疾病的三级预防中,第一级预防是疾病预防的核心。不同疾病的一级预防中,有些措施是具有共性的非特异性预防方法,主要是保持健康饮食习惯与生活方式,如合理的低脂富蔬菜饮食、适量食盐和糖类摄入、禁烟限酒、保持心情舒畅等。对于疾病的特异性预防,应针对不同的疾病高危人群采取不同的措施,如心血管疾病高危人群要保持低脂饮食、肿瘤高危人群要禁烟并定期进行体检等。

当前,我国的癌症发病谱介于发展中国家癌症发病谱与西方发达国家癌症发病谱之间,并且正在朝着西方发达国家癌症发病谱演变。中国地域辽阔、文化习惯多样、人群分布不均衡,导致疾病的发生也有特定的分布模式。中国的多种肿瘤具有地域特征性分布,如食管癌高发地主要集中在中西部地区和沿海山区,肠癌高发地位于长江下游地区,鼻咽癌高发于广东、广西和海南地区。另外,有几类肿瘤在我国的发病率特别高,将是我国肿瘤预防的重点,如我国鼻咽癌占世界发病率的80%,食管癌和肝癌占世界发病率的近50%。随着生活方式和饮食习惯的改变,我国的心血管疾病也出现特征性高危人群,如日益增加的老龄人口、比例不断升高的肥胖人口、生活节奏加快和压力增加的"上班族"等。因此,对于我国重大疾病的预防应将几种典型疾病设立为样本,以高发现场和高危人群的预防为切入点,摸索出重大疾病的有效防控策略和模式。当前的三级预防策略应在重大疾病的流行病学研究、疾病机制研究的基础上制定合理的病因学预防措施,在此基础上加强疾病的早诊早治方法研究。虽然目前还不能实现准确的个体化疾病预防,但未来精准医学的发展将推动疾病的预防走向个体化。依赖精准医学的发展,健康人群和疾病人群的临床和生物学大数据分析将揭示疾病的病因和发病机制,有机会在疾病发生前或疾病早期进行干预,并根据疾病高危个体的遗传特征进行有针对性的病因学预防和精准选择早期筛查及应采取预防措施的人群。与大规模的人群普查相比,精准医学指导下的个体化预防将大大降低复查的成本,并提高疾病筛查和预防干预人群选择的准确性。

我国在肿瘤、动脉粥样硬化、糖尿病、高血压、神经系统疾病等多基因病的基因多态性领域已经进行了较多探索,其中部分研究结果将来可能会应用于个体化预防研究和实践领域。在这个领域的研究中,以我国人群为对象的研究规模上偏小、样本偏少,但研究手段与研究水平与国外接近。在个体化预防研究的尝试方面,已经从常见的单纯的疾病易感性发现发展到探讨易感基因与流行病学资料和临床表型的联系。通过基因多态性的研究,阐明了一些多基因病患者对某一类疾病易感并且产生的临床表现各不相同的原因,把对疾病发生机制的认识推向了一个更深的层次。多项基因组计划的开展和完成已经开启了个体化预防医学研究和实践的大门。例如，有 *BRCA* 基因突变的女性更易患乳腺癌，有 *APC* 基因突变的家族易患结肠癌等。明确了这些高危个体的遗传特征，就可以进一步锁定相应高危人群进行"个体化"预防、筛查和早诊。了解遗传信息也有助于开展个体化诊断和治疗。基于精准医学的群体和个体化预防还存在一些需要解决的问题。人口基数大导致筛查费用高昂。个体化预防的普及依赖于个体遗传特征检测，然而现阶段组学技术仍然费用昂贵，基于精准医学的个体化预防急切需要技术升级和降低检测成本。真正的疾病个体化预防可能会在个体生物学遗传信息普及成为个体"生物学身份证"并且充分解码遗传信息后才能更有效地展开。

6.3 分子标志物发现和应用

随着分子标志物研究不断进展，临床医生和科研工作者逐渐发现，灵敏、特异的分子标志物对于指导临床实践具有十分重要的意义。分子标志物的广义概念是指能够代表或反映疾病类型、进展、治疗反应与预后的生物分子。精准医学研究的主要目的是通过标准化的大型队列研究和多组学研究，根据新的分子标志物将相同疾病的患者按照一定的标准进行分层，提供更准确的临床特征和预后判断；对分层的疾病人群通过药物基因组学、药物表观基因组学和药物蛋白质组学等手段进行临床转化，同时也为不同患者对同一治疗的可能效果进行预测，最终为患者提供更为个体化的精准治疗策略。

随着技术的不断进步，包括转录组、蛋白质组、代谢组、表观遗传组等在内的多组学研究也产生了海量数据，激发出大量大数据分析工具的开发与应用，形成了以云计算为主的生物信息学平台。从整体上看，目前临床疾病诊治实践中真正灵敏且特异的分子标志物还很缺乏，如何利用现有的资源优势和技术手段，结合各种生物标本资料和大数据分析，深入挖掘可行的分子标志物，将成为临床医生和科研工作者需要通力协作解决的问题。

6.3.1 分子水平的发现

近年来，得益于细胞生物学和分子生物学研究的发展，疾病相关的信号通路和分子事件逐渐被揭示。基因组、转录组、蛋白质组等层次的分子标志物在流行病学研究、疾病的早期诊断和治疗预后的评价方面发挥越来越重要的作用。基于多组学分析找到的新型分子标志物,能够在更深的程度上反映疾病的本质特征,明确疾病的致病机制,从而有助于对疾病进行早期诊断,进行精准药物治疗,最大限度延缓或者降低疾病的风险。

目前,在多种疾病中发现了对疾病具有诊断与预后判断价值的分子标志物。例如,在肿瘤疾病中,已经发现基因序列异常与蛋白表达水平或结构异常均有可能作为预测肿瘤风险、进行早期诊断、监测疾病进展与治疗反应的标志物,如 BRCA1 基因突变提示乳腺癌高发病风险人群,乳腺癌 HER2 阳性提示患者对 HER2 抗体药物治疗敏感性较高,癌胚抗原(CEA)水平升高提示结肠癌发病与进展。这些分子标志物已经成功应用于临床实践,但还有更多的生物分子尚处于临床前或临床试验的评估阶段,如蛋白质分子 EpCAM、微 RNA miR-92 对于结肠癌的预后具有较高的提示意义[15]。在代谢性疾病中,生长分化因子 GDF-15 和骨钙素水平升高是 2 型糖尿病和高血压等疾病的风险因素[16, 17]。基础研究已经发现大量具有潜在发病风险、诊断或预后判断价值的生物标志物,但这些标志物的临床应用价值尚待进一步证实。随着多组学研究的进展,对于复杂的多基因相关性疾病,如代谢性疾病与肿瘤等,多个分子标志物的联合应用可能会进一步提高其在疾病诊断与治疗评估中的作用。以细胞内疾病相关关键信号传导通路的激活或失活为标志物的临床价值评估也在进行中。

6.3.2 数据挖掘和分析

近年来,随着高通量组学技术的不断发展与完善,针对不同层次和类型的生命组学数据的获取及分析方法也日趋成熟与完善。由于生命体的复杂性,疾病的发生与发展往往不是由单一分子或层面的机制推动的,而是涉及基因组、转录组、表观遗传学、蛋白质组及代谢组等多个不同层次的病理过程。

目前,基于单组学的数据分析已经发现了很多新的潜在标志物。单组学数据虽然能够高通量地反映疾病中分子事件的改变,但只能体现出疾病样本在某一个生物学事件层面的变化,利用单一组学数据分析复杂疾病的分子标志物存在着明显的局限性。通过对多层次的疾病组学数据进行整合分析,可以有效滤除单个层面的随机事件,并检测到真正的候选分子标志物在各个层面的不同变化,形成对疾病更加系统的认识,找出最佳疾病靶点,最终对疾病的早期诊断、个体化治疗和指导用药等提供更多有用的参考信息,实现疾病的精准治疗。

在高通量组学研究技术发展与完善的基础上，不同层次的分子标志物及其在全基因组的分布状态与疾病的发生、发展、预后之间的关联性陆续被发掘和解析，这将在疾病的分子机制探索、临床早期诊断、预后判断和用药指导等个性化治疗方面提供更加全面、精准的治疗思路和策略。利用多组学数据分析疾病靶点是通过对不同来源的数据进行标准化处理，并发现不同组学数据之间的关联性和差异性，进而筛选与疾病临床特征相关的标志物，最终对疾病的发生、发展过程建立分子标志物的定量模型，预测、评价候选疾病因子的临床应用价值。

但是，由于单组学技术产生的数据量已经非常庞大，各分子之间的关系错综复杂，给数据的挖掘与分析带来了巨大的挑战；而多组学数据又将使数据的分析难度成指数级增加。目前对多组学的数据分析还仅限于对已知编码基因的关联功能解析，面对人类庞大的基因数量、剪接加工形式、未知功能基因及更大量尚未进行功能注释的非编码RNA存在于疾病发生与发展的调控过程，要真正地实现多组学层次的数据挖掘与全面解析并指导临床精准医学实践还有很长的路要走，亟须在生物基础研究、生物信息学、疾病临床资料等大数据的全面整合方面产生实质性的飞跃。

6.3.3 用于早期疾病的预警、筛查和早诊

寻找疾病有效分子标志物的主要目的在于两个方面：一是对疾病的早期预警、筛查与诊断；二是对疾病的精确诊断与分型，指导疾病的治疗和预后评估。社会发展伴随着对人们健康保健水平的提高，人们对疾病的控制阶段越来越提前，逐渐从治病为主转变为防治并重的健康医疗模式，在疾病的早期做出预警，从源头遏制疾病的进一步发展，体现了社会文化和科技的进步。

疾病的早期预警在于尽可能全面地筛选出具有疾病风险或处于疾病早期的人群，最大限度地将疾病进展阻断于发生前或早期阶段，这也是精准医学的重要内容之一。因此，疾病的预警和早诊标志物需要有非常好的敏感性，能够在疾病的早期检测得到，阳性率高。对于携带*BRCA1*基因突变的成年女性预防性切除乳房和卵巢属于分子标志物的预警应用，能够预防乳腺癌和卵巢癌的发生。应用甲胎蛋白（AFP）普查筛选和诊断无症状小肝癌是分子标志物在我国疾病筛查与早诊方面成功应用的一个例子。该检测方法有效提高了早期肝癌的检出率并因而提高了患者5年生存率。分子标志物的特异性是精准医学实践的必要一环，理想的高特异性分子标志物应该具有较好的可检

测性、稳定性、重复性与可靠性，并且能够较准确地反映疾病的严重程度、动态变化、药物反应等。目前，精准医学导向的早诊分子标志物主要为基因多态性与突变、癌基因过度激活等。但当前二代测序发现的基因突变等对于疾病的诊断特异性仍然有限，需要结合多方面的检测结果才能发挥其最大的预警与诊断价值。理想的疾病预警与筛查分子标志物还应能够反映疾病的量化风险、疾病前期所处的状态与未来的预后转归。合适的标志物对于疾病的早期检测和筛查将起到至关重要的作用。

6.3.4　临床疾病诊断、分型、治疗敏感性、疾病预后和转归

分子标志物另一方面的重要价值体现在指示疾病的临床诊断、分型、治疗敏感性和预后转归等，帮助临床医生迅速做出准确的临床决策。精准医学的实施也对分子标志物的发展提出了更高的要求，要求其不但能够清楚地判断疾病种类及分子分型，还能够准确地监测疾病进展与反映药物治疗敏感性及潜在的不良反应等。AFP 是肝癌诊断的重要分子标志物之一。AFP 在胚胎期是功能蛋白，由卵黄囊、胚胎肝产生，脐带血含量为 $1\,000\sim5\,000\ \mu g/L$，胎儿出生后 1 年内 AFP 降至成人水平（低于 $20\ \mu g/L$），而 70% 以上原发性肝细胞癌患者血液中的 AFP 可显著高于正常范围，对原发性肝细胞癌具有重要的诊断价值。但传统的疾病诊断分子标志物尚难以提示疾病对于治疗方案的敏感性及不良反应等，对治疗方案选择的指导作用有限。近年来，靶向药物的应用促进了分子标志物研发的进展。这些分子标志物主要是通过基因测序、免疫组织化学、荧光原位杂交等检测的显性基因突变或蛋白异常表达，不但能够对疾病进行更准确精细的亚型诊断，还能够指导疾病的治疗方案选择及用药敏感性判断，如检测乳腺癌中 *HER2* 基因的扩增或激活、ER/PR 是否表达、Ki-67 表达比例等指标可以将乳腺癌分为 HER2 阳性、Luminal A 型、Luminal B 型及三阴性 4 种类型，这是决定乳腺癌是否适合应用抗 HER2 药物治疗方案或抗雌激素治疗方案的重要依据之一，也是乳腺癌规范化治疗的重要步骤。同样，慢性粒细胞白血病中是否有 BCR-ABL 融合蛋白也是伊马替尼药物应用前必须检测的分子标志物。类似的例子还有最新上市的抗 PD-1 治疗药物使用前需检测分子标志物 PD-1 或其配体 PD-L1 的激活情况等（更多例子见表 6-1）。与传统的组织学病理诊断不同，这类建立在基因诊断基础上的新分子标志物的出现不但把疾病诊断在分子水平进行了更细致的分子分型，而且对于疾病治疗的药物选择、方案调整与预后判断具有无法替代的价值，是精准医学中实现个体化治疗的必然途径。

表 6-1　精准医学指导下临床转化药物举例

疾病种类	生物标志物	治疗药物
慢性粒细胞白血病	BCR-ABL	伊马替尼(imatinib)
肺腺癌	EGFR	西妥昔单抗(cetuximab)
黑色素瘤	PD-1	纳武单抗(nivolumab)
乳腺癌	HER2	曲妥珠单抗(herceptin)
肺囊性纤维化	G551D	依伐卡托(ivacaftor)
腺苷脱氨酶缺乏性重度免疫缺陷症	ADA	strimvlis

当然,从目前阶段所发现的分子标志物来看,其诊断与用药指导价值还都是相对的。虽然基因诊断基础上分子标志物的发现大大地提高了疾病治疗方案选择的合理性和患者的生存时间,但这些药物治疗方案在存在相应分子标志物疾病中的作用仍然是不全面的,有相当一部分患者仍然无法从当前分子标志物评估指导的治疗中获益。因此,未来分子标志物的进一步研发及多指标之间的联合应用有可能将疾病的分型诊断和用药指导推进到更全面、更深入的层次。

精准医学分子诊断市场巨大,大量的药物靶点和相关的分子标志物检测正涌入药物研发市场,但是也面临着亟须标准化、系统化、规范化的问题。对于新发现的生物标志物,应该建立相应的临床实践标准,加强样本信息的存档管理,及时总结及进行持续性评估,并建立系统的监管条例和信息反馈体系。在此基础上,国家层面应增强生物标志物检测结果的数据整合与系统化,进一步提高分子标志物的临床决策价值,提高诊断与治疗的准确性、有效性和安全性。

6.4　分子影像学和分子病理学的精准诊断

分子影像学是在分子生物学发展的基础上,结合物理学成像技术而逐渐完备和多样化的一种生物学成像技术。分子影像学以生物分子为成像工具或靶标,把相关分子的定位、丰度、活性等特征以可视化的形式体现出来,在生物、医学的基础上进行研究,并且在疾病的临床诊断方面也有其重要的应用价值。分子病理学是从分子水平的病因、发病机制及相关的形态和功能变化来研究和解释疾病发生规律的医学学科,是与传统的细胞病理学和组织病理学相对应的概念与学科。分子影像学和分子病理学是分子生物学分别与传统影像学和病理学相互交叉融合并应用于现代医学领域的结果,也成为现代医学继续向精准医学深入发展必不可少的工具和桥梁。

6.4.1 分子影像学与分子病理学深入结合

分子影像学和分子病理学的发展进一步推动了疾病的精准预防、诊断与治疗。分子生物学研究发现了许多疾病相关或相对特异的分子标志物,这些分子标志物在疾病发生发展过程中特异性存在,成为推动精准医学在各个分支学科不断发展与延伸的基础。目前,分子影像学和分子病理学已经在临床诊断工作中发挥重要作用,如基于疾病组织糖代谢能力的正电子发射计算机断层扫描(PET/CT)、磁共振分子成像、超声分子成像、免疫组织化学、原位 PCR 技术及病理组织基因测序技术等。这些分子层面的医学技术应用于疾病的精确定位与定性、鉴别诊断与分子分型、疾病分期、疗效判断等方面,已经在临床中发挥着越来越不可或缺的作用,并且必将成为精准医学发展的重要支撑领域。在分子影像学和分子病理学的发展与应用背景下,特异性分子探针的研发成为关键性的一环,必须不断发现新的疾病相关的特异性标志物,从而决定该分子在疾病诊断方面的应用价值。在此基础上,分子影像学需要结合物理学技术进一步提高影像信息的空间分辨率和时间分辨率,并实现三维或四维成像的共享和网络化传输,为临床决策提供更加及时、精准的医学信息。精准的分子影像学不但能够反映组织或细胞形态学的变化,还能够准确地反映组织或细胞功能的动态变化,通过分子标记信号的变化显示机体或局部的微小物质代谢或分子活性异常。分子病理学的免疫组织化学在疾病诊断和鉴别中的作用尤为突出,随着非编码 RNA 研究的发展和追踪技术的进步,未来的分子病理技术有可能还会进一步突出原位杂交等核酸检测技术的地位。疾病的不同分子病理类型对应着不同的分子标志物和不同的治疗方案,必须尽可能对疾病进行精准的病理和分子分类,才能实现疾病治疗疗效的最大化。分子水平的大量影像学和病理学资料的信息存储与挖掘需要强大的信息存储和分析能力,因此分子影像学和分子病理学的发展对医学影像和分子信息资料的云存储、传输和分析技术提出了更高的要求,这些技术的发展有利于实现疾病的精准治疗与信息挖掘。

6.4.2 临床分子影像学成像设备研发

分子生物学、生物医学成像技术和信息技术的革命性进步引领医疗实践进入了分子水平的精准医学时代。在分子影像指导下的精准医学的实施将极大地改善疾病治疗的结局。以肿瘤为例,虽然传统的解剖学影像技术仍然是肿瘤定位与进展评估不可或缺的手段,但能够标记肿瘤相关标志分子的靶向探针的应用及分子靶向活检技术的发展,使我们能够更深入地了解肿瘤生物学行为。在这一点上,分子影像技术具有传统影像技术无法比拟的优点。分子影像学还能够对药物动力学进行监测,促进药物研发进程,并实现以循证医学为根据的治疗决策。与分子影像学技术发展相匹配的分子影像设备研发是分子影像学应用与发展的前提。随着分子影像技术的发展,分子影像设备也得到了迅猛发展,与分子成像技术相对应的代表性设备有核医学成像设备、磁共振成像设备、超声成像设备和光学成像设备等。其中,以核医学成像技术为主的PET/CT等已经广泛应用于临床检测,与核医学相结合的正电子发射/磁共振成像仪(PET/MR)也已经开始进入临床。21世纪的精准医学发展必将伴随着影像技术的空间分辨率和时间分辨率进一步提高及与机体形态结构和功能探测深度结合。在医学分子影像设备发展方向上,需要融合临床医学、生物化学、分子生物学、生物工程、物理学等多学科的最新进展。要加强各学科的合作,迅速地把各个学科的最新进展进行整合,应用于分子影像设备研发。同时,得益于多学科的交叉融合,多模态分子影像设备将是未来医学影像设备的发展方向。医学分子影像设备的发展是推动未来医学发展的关键医学平台之一,也是被美国医学会评为未来最有潜力的10个医学科学前沿领域之一,必将为临床医学带来革命性的变革。

近年来,虽然我国医学设备研发能力有了明显的提高,一些国产医学设备也已经应用于临床检测,但是目前绝大部分临床医疗设备,尤其是大型影像学医疗设备大多是国外医疗设备公司的产品,鲜有国产替代设备。由于我国幅员辽阔,人口众多,全国大量医院对分子医学影像学设备有需求,这将是一笔巨大的医疗设备费用支出,也是一个巨大的医疗设备市场。如果不能实现分子影像学医疗设备的国产化,我国将为此项医疗设备的采购付出巨大的经济代价,并且会使我国未来的医疗设备研发一直落后于西方,受西方发达国家的技术制约,造成我国大量医疗资金的耗费并产生技术水平上难以追赶和弥补的鸿沟。因此,我国需要全力布局推进关键大型医疗设备的国产化研发进程。

6.4.3　CT、NMR、超声的多模态分子影像融合技术

为了适应分子影像学多靶点检测、多角度需求的发展方向,分子影像学设备的发展

也出现了技术融合的趋势——多模态分子影像技术。多模态分子影像技术是融合了多种具有显像功能的分子探针和显像技术的影像学技术，能够同时获取病变部位多种分子探针的标记信息。多模态分子影像技术的关键要素是分子探针、成像系统和计算机系统。其中，多种有效分子探针的构建是整个多模态分子影像技术的基础，能够探测多源信号的成像系统是实现多模态分子影像的技术核心，而能够进行高维度海量影像数据建模与分析的计算机平台则是实现多模态分子影像技术的输出窗口。多模态分子影像技术在多种疾病诊断和疗效评价中有重要的应用价值，还可应用于肿瘤、心血管疾病及其他脏器形态与功能的评价，其评价结果的可靠性和效率高于传统的单模态成像技术。多模态分子影像技术正处于发展的起步阶段，但显示了分子影像学技术发展的方向，其面临的主要问题是在实现多种有效探针高维度、动态成像的基础上不断提高成像分辨率、灵敏度和速度，提高疾病的早期诊断准确率，降低诊断的假阴性率和假阳性率。

6.4.4　无创、微创精准诊断与治疗的新技术

现代医学的发展越来越倾向朝着无创、微创、高精度的方向发展。随着健康需求和医疗水平的提高，疾病的早期诊断比例逐渐提高，无创和微创技术的发展使一些早期疾病得到彻底诊治的同时，具有损伤小、美观、住院时间短等优点，最大限度地降低了医学诊断和治疗中带来的不必要损伤。以腔镜、内镜及介入技术为代表的无创和微创外科逐渐为疾病的诊断与治疗带来革命性的变化，成为诊断学与外科相关学者们追求的目标。无创精准诊断技术主要是基于血液和排泄物的检测，其灵敏性和特异性的提高有赖于疾病相关的分子生物学基础研究的进展和物理、化学技术相关的检验医学的研究进展。微创精准诊断和治疗的含义范围则比较宽广，包括多种新一代的高分辨率、精细定位的疾病组织活检取材方法与手术治疗方法。医学物理学技术的发展使组织的取材活检技术有了很大的提高。以肺癌为例，近年来，依赖于 CT 分辨率提高而兴起的 CT 引导下经皮肺穿刺技术是肺部病变活检取材的重要手段之一，已经广泛应用于临床，对于之前支气管镜无法达到的部位具有极其重要的定性诊断价值，对肺癌的诊断准确率在 80% 以上[18]。传统支气管镜检查对中央型肺癌的敏感性为 80% 左右，而对周围型肺癌的诊断率则为 66%，而且高度依赖于操作者的个人经验，对于淋巴结的穿刺诊断率和准确率则差异更大。20 世纪 90 年代引入临床的支气管镜超声引导技术大大提高了支

气管镜对肺癌淋巴结分期的诊断准确率,而 2004 年新型凸式探头-支气管内超声(EBUS-TBNA)的发展和应用则实现了实时超声引导下的经支气管镜穿刺活检。EBUS-TBNA 不但提高了操作的安全性,还大大提高了传统支气管镜穿刺活检的敏感性和阴性预测价值,是肺癌活检技术朝着精准医学方向前进的一个实例。传统的开胸肺癌手术会对患者造成较大的外科创伤,在肺癌的微创治疗方面,全胸腔镜切除联合纵隔淋巴结清扫的肺癌微创外科治疗已经日趋成熟,而且其适应证和手术路径微创化不断拓展。最近,达芬奇手术机器人系统的应用使医生能够在三维显像下利用接近人手活动灵活度的机械臂进行手术操作,甚至通过操纵机器人实现远程手术。随着各种微创技术的发展,已经基本上可以对符合适应证的疾病患者实现全身绝大部分器官与部位的实时精准动态定位,并进行穿刺诊断和微创手术治疗,不但提高了疾病的诊断敏感性和正确率,还显著减少了患者可能经受的不必要的操作损伤。微创精准诊断和治疗技术的发展将进一步实现疾病检测和治疗的早期化、微创化和便捷化。疾病诊断与治疗的微创化、无创化将是未来精准医学的发展方向。

6.5 临床精准治疗

在临床治疗中,患同一种疾病的患者对相同治疗的疗效反应各异,而目前临床上无法准确区分这些患者人群并给予最合适的治疗,这就使患者在疾病治疗中遇到了现有医疗体系的技术瓶颈。如何将现有的疾病分类进行更为精细和准确的划分,在充分了解患者疾病背景的前提下,根据患者的具体病情制订特异性的最佳治疗方案,这对现有的疾病分类系统提出了更高的要求。精准治疗是指通过病理学、影像学、分子检测和高通量测序等多种途径,对疾病进行全面、精确的诊断,并依此指导患者的治疗策略,最终使患者获得与病情最适宜的治疗,达到现有技术水平下的最大治疗效果,并降低治疗的不良反应,这对肿瘤疾病的高强度、毒性药物治疗具有非常重要的意义。临床精准治疗依赖于精准诊断技术的发展,而精准诊断则建立在深入了解疾病发生与进展机制的基础之上。精准诊断强调通过对导致疾病的具体分子的变化(如基因突变、表观遗传改变、代谢通路激活、转录水平改变等)和其他多方面的影响因素(如社会环境、生活方式等)对疾病进行定义,这是一种全视野的、深度的对疾病综合而个性化的评估体系。

6.5.1 综合分子分型及个人全面信息的治疗方案

精准治疗的实现首先依赖于精准诊断水平的提高。高通量测序、转录组学、蛋白质组学、代谢组学及生物信息学技术的高速发展使得对样本中分子标志物的高通量定性、定量检测成为可能,结合生物信息学的方法,能够较全面地描述患者及疾病的生物学特征,实现对相同疾病的分子分型,从而为患者量身定制精准诊断及治疗的策略。疾病的分子分型是建立在传统组织病理学基础上的亚学科,属于分子病理学的范畴,包含多个维度的疾病信息,如患者或疾病的遗传信息、所暴露的环境信息、对于治疗药物选择的信息及疾病进展和预后的信息等。对疾病本身的分子分型有助于了解疾病的生物学发展特性,对患者遗传背景的分子分型能够提示该患者对候选治疗方案的敏感性、可能发生的不良反应及严重程度;对反映环境暴露相关信息的分子标志物进行检测有助于分析疾病发生的原因、进展机制和潜在的治疗措施。以乳腺癌为例,其分子分型不但要了解患者乳腺癌组织本身的分子表达特征,还需要充分了解患者的遗传背景。对于雌激素受体阳性的乳腺癌候选药物之一——芳香化酶抑制剂类药物来说,患者的芳香化酶基因的多态性、ER 基因的突变和功能改变等与原发性芳香化酶抑制剂的耐药密切相关[19]。新型肿瘤免疫治疗药物 Keytruda 和 Opdivo 等在黑色素瘤治疗的使用中不仅要考虑肿瘤组织的 PD-L1/PD-1 表达情况,还需要全面评估患者的全身免疫状态、淋巴细胞亚群的比例及功能状态,才能使患者获得最大可能的缓解率与长期生存率。因此,精准医学理念下的分子分型也是一个迅速发展中的领域,如何最大限度地利用已有知识获得最大限度的疾病治疗获益是一个没有止境的科学问题,也是一个促进精准医学发展的强大推动力。

6.5.2 生物治疗

生物治疗是继传统治疗方法中的手术治疗、药物治疗、放射治疗(主要是指肿瘤)之后的又一新型疾病治疗策略,是对疾病发生与进展的病理学机制深入认识的成果,使人们从体内生物学事件的自主调节机制与干预环节的角度考虑疾病的治疗问题。生物治疗是一个比较宽泛的概念,是指利用生物技术或制剂对机体疾病进行治疗的方法,包含抗体治疗、细胞治疗、免疫治疗、基因治疗等。这些治疗方法是从不同角度描述的生物治疗策略,有较大的专业概念交叉,很难准确划分各治疗方法之间的界线,如抗体治疗既属于免疫治疗，又属于靶向治疗领域，细胞治疗既属于免疫治疗，又可以融合基因治疗的方法。生物治疗是医疗健康领域中一个非常有前景的产业，21世纪将是医学领域中生物治疗欣欣向荣、蓬勃发展的时期，这会成为精准医学发展史上的一次飞跃。

抗体药物是较早成功地应用于疾病治疗的生物治疗方法。自从第一个批准上市的肿瘤治疗抗体药物利妥昔单抗（美罗华）以及随后的曲妥珠单抗（赫赛汀）分别在淋巴瘤和乳腺癌的治疗上取得巨大成功以来，抗体药物的开发进入了一个迅猛发展的阶段。目前，抗体治疗已经成为肿瘤治疗的一个重要手段，但是在以肿瘤为主要治疗领域的单抗药物应用中，单抗药物对于实体肿瘤的治疗效果较血液肿瘤差，一方面的原因是抗体进入实体瘤比较困难，另一方面的原因是实体瘤的异质性较高。目前，实体瘤还缺少像血液肿瘤那样明确特异的治疗靶点。由于抗体药物的研发靶点为人体内特异的疾病抗原，并且药物研发的动物体内实验评估阶段所使用的动物本身不含有相应抗原或抗体亲和力较低，而抗体药物进入人体后会结合含有同样抗原的非疾病组织，导致抗体药物的有效浓度下降，并且靶点外不良反应升高。因而抗体药物在动物实验阶段的评估结果不能完全反映在人体内应用的效果和不良反应的实际情况，这是抗体药物研发中有待解决的难题。抗体药物通常用于靶抗原位于细胞表面的疾病的治疗，如果疾病治疗靶点位于细胞内则很难通过抗体治疗产生较好的治疗疗效。在这种情况下，小分子靶向制剂是一种比较好的选择方案。小分子靶向制剂能够透过细胞膜到达细胞内的关键信号调控通路分子，干扰靶分子在胞内的功能，以此达到影响疾病进展和转归的目的。

免疫治疗是生物治疗下的一个涉及领域比较宽广的概念，包括通过细胞或药物调节机体免疫系统从而达到疾病治疗目的的多种治疗策略。免疫细胞治疗是一种相对非特异性的免疫治疗方法，通过体外扩增或激活人体免疫细胞并回输体内的方法，提高机体对病理组织的杀灭或对机体免疫状态的修复作用。在细胞治疗中也可以通过采用疾病组织特异性抗原刺激的方法使激活的免疫细胞具有相对特异性的疾病组织攻击与修复能力。在这一原则的指导下，研究人员发展出了多种免疫细胞治疗策略，如恶性肿瘤的 NK、CIK、DC、CIK-DC、TIL、CAR-T 等免疫细胞治疗方法。CAR-T 是近两年获得突破的免疫细胞治疗技术，通过从患者（目前主要限于部分淋巴瘤疾病患者）血液中分离出 T 细胞进行外源基因转染，赋予其具有识别和杀伤具有特异肿瘤相关抗原的淋巴瘤细胞的靶向性，从而实现杀伤肿瘤的目的。肿瘤的发生与机体免疫系统的抑制状态有关，PD-1（programmed death 1，程序性死亡受体 1）是一种重要的免疫抑制因子，位于 T 细胞和多种肿瘤细胞表面。PD-1 是重要的免疫功能检验点,其与配体 PD-L1 结合后能够产生抑制性的信号,抑制 T 细胞的增生,因而产生免疫抑制作用。针对 PD-1 或 PD-L1 的抗体(Keytruda、Opdivo)治疗旨在释放被 PD-1 信号抑制的肿瘤患者体内免疫细胞对肿瘤细胞的杀伤作用,在某些已经验证的肿瘤类型中获得了非常好的临床治疗效果,正处于如火如荼的探索与应用中[20, 21]。PD-1 抗体药物 Keytruda 已经获得 FDA 批准,可用于晚期黑色素瘤、非小细胞肺癌、结直肠癌、复发性或难治性经典型霍奇金淋巴瘤的治疗。

虽然近年来生物治疗方兴未艾,具有十分广阔的应用前景,但是目前生物治疗领域仍处于发展的初级阶段,更多的疾病生物治疗策略与方案处于临床试验阶段和临床前期。而且就目前已经成功应用于临床的生物治疗药物与方案来看,其绝大部分仍然远没有达到理想的治疗效果,还有很大的发展和探索空间。我们国家的生物治疗领域正面临诸多困境与挑战,具体包括:①我国的生物治疗研究技术体系缺乏原创性;②尚未形成国家层面的专业操作标准,很多单位和研究机构开展的生物治疗缺乏规范性;③针对免疫治疗等生物治疗手段开展的多中心、大规模临床研究太少,导致不能产生具有国际权威性的临床数据。针对以上问题,我国应该特别重视生物治疗伦理与技术体系的建设、生物治疗新药物的研发及大规模、规范性、标准化的临床研究,以推动生物治疗在精准医学治疗领域的长久发展。

6.5.3   基于临床和组学、影像学分析大数据的合理用药

在公共卫生领域,合理用药一直是临床医生十分关心的问题。临床上由于缺乏有效决策依据而导致的经验性治疗经常会导致疾病的非合理用药,这不但是巨大的医疗资源浪费,更重要的是会降低疾病的治疗效果,延误患者的治疗时机,还可能引起诸多的不良反应,甚至导致患者的非疾病相关死亡事件。如何全面地分析和评估患者和疾病相关的基础研究和临床信息大数据,指导临床合理用药,是一个非常紧迫的根本性问题。近几十年的生物学和医学研究已经积累了大量的基础医学和临床医学相关数据,大大地加速了医学相关领域的发展,尤其促进了疾病临床治疗实践的发展,提高了疾病的治疗率和患者生活质量。例如,近年来,人类基因组学的发展带动了药物基因组学领域的迅猛发展,越来越多的药物基因组学生物标志物和检测方法被发现和发展,在指导临床个体化用药、评估严重药物不良反应等方面发挥重要作用。但是也应看到,前期这

些研究结果相对比较分散,尚未形成有效整合并全面系统地提示疾病发生发展的规律及最优化的治疗策略。面对这些海量、分散、多层次的疾病相关信息,精准医学体系建设的一个重要内容就是有效地组织起大规模的基础医学和临床医学数据,不断开发和优化大数据分析技术与策略,探索疾病发生与治疗的规律,指导临床合理用药,以更精准的治疗策略实现临床合理用药,最大化地实现药物使用的安全性、有效性和经济性。

6.6 大数据(云计算)时代的精准医学

6.6.1 大数据(云计算)促进精准医学发展

随着各学科知识的爆发式增长及互联网和云计算等信息处理技术的应用与推广,我们对数据信息的整合与处理方面已经进入了大数据时代,资源数据及相关技术已经成为国家社会和经济战略决策的重要基础。精准医学的发展就是要从庞大的医学数据中找到精准治疗的靶点和方法。人类基因组计划、人类表观基因组计划、国际癌症基因组计划等产生的数据资源有巨大的潜在价值,但同时这些数据也为信息存储与分析带来了巨大的挑战。动态医学监测方法的产生使医学数据量的增长成指数级增加。这些数据蕴涵着产生医学突破的前景,如果这些大数据能够得到充分利用,不但能大大地降低未来的医疗成本,还能推动整个精准医疗实践和相关产业格局的发展。医学大数据包括基础生物学与医学数据、临床研究数据和临床数据等。

6.6.1.1 医学大数据的特点

大数据,顾名思义就是庞大的数据,是指无法采用传统数据库软件的管理方式进行提取、管理及分析的多种类型、低价值密度的海量数据。这个数据量的庞大程度既是绝对的,又是相对的。绝对性体现在大数据存储容量的可计算性上。为了对大数据中包含的有效信息进行提取和规律化,对大数据的描述及特性的量化成为必然。当前大数据具有大量性(volume)、快速性(velocity)、价值性(value)、多样性(variety)、易变性(variability)、准确性(veracity)和复杂性(complexity)等特征。

6.6.1.2 生物医学领域的数据量快速增长

数据容量的估算是建立在计算机存储技术发展基础之上的,是以计算机的存储容量语言表示的。目前个人电脑的存储容量为 GB 级别,以字节为存储单位的换算关系如下：$1\ ZB=1\ 024\ EB=1\ 024^2\ PB=1\ 024^3\ TB=1\ 024^4\ GB$，这个量级仍在不断地增长之中。大数据的相对性是数据容量随着时代的发展而呈指数级增加，没有可估计的数据容量上限。从 20 世纪计算机技术的飞速发展开始，世界上存储的科技信息量每隔 40 个月就会翻倍。2012 年互联网每天产生的数据量达到 2.5 EB，而现在每天产生的数据量已经以 ZB 计算。即使如此，科学发展的加速使大数据容量正呈爆炸式增长，数据形式更为复杂。随着医学技术的发展，医学科学的发展趋势是医疗数据的大量爆发及快速的电子数字化，医疗记录产生的文件形式也越来越多样化，包括录音文件、图像文件、视频文件等。尤其是医学图像和视频文件，随着存储技术的发展尽可能追求最高的分辨率和信息含量，所以产生的数据量将会随着数字化技术和互联网技术的发展呈持续爆发式增长。有人形容"医疗是大数据技术的杀手级应用"。按 2014 年的技术标准，一个样本进行全基因组测序产生的数据量达到 300 GB 以上，动态功能性磁共振影像的数据量以 TB 为单位进行计算。互联网的广泛应用也给医学发展带来了新的动力，使以前彼此孤立的数据可以很方便地进行交换和传输，并且即时更新，这也是大数据技术领域得以发展的客观基础。

生物医学大数据量的增加给信息存储技术和互联网传输技术均提出了更高要求，数据超算技术也成为医学大数据发展的瓶颈之一。

6.6.1.3 大数据正在深刻影响生物医学领域的方方面面

大数据的分析和信息计算方法对医学健康领域有非常广泛的应用，几乎已经涵盖了从基础医学到临床医学的方方面面。从大量片段化的医学数据中分析疾病规律、行业发展趋势，服务于更加精准和个性化的疾病治疗及医疗管理决策，是现代医学发展的趋势。

大数据分析方法的出现对基础医学的研究模式产生了深刻的影响。在传统的基础医学研究中，数据的分析仅限于对小样本量的生物学数据的描述或相似性和差异性的分析，主要关注点在于疾病生物学行为的分子机制与信号调控方面的微观单通道证据，对细胞内或体内信号的整体调控模式缺乏有效的研究手段与模型。但人们越来越认识到单通道的分子调控很难解释疾病的全部机制，并且发现疾病相关的分子调控信号通路越来越多，相关信息的汇总和提炼越来越困难。当基因组学和转录组学技术出现以后，人们终于能够看到生理或病理状态下某一方面分子改变的全貌，提示了生物学和医学现象都是系统性事件，需要从整体的角度全面考虑细胞或机体的生物学事件改变。

但以人类为例,细胞内转录组就涉及 2 万多个编码基因的表达,目前所认识到的基因表达调控机制只占这些基因调控网络的极小部分。近年来,又发现人类基因组中转录出的编码基因只占全部转录产物的 2% 左右,还有 98% 左右的非编码 RNA 的功能基本未能解读。此后又迅速发展起来的蛋白质组学、代谢组学、微生物组学等多个层面的高能量数据使这些基因和分子之间的关系网络立体化。如此大量的信息已经无法从单个分子的层次进行解读和分析,也无法用传统的数据分析方法建立分子调控的关系模型来解释机体生理现象和疾病机制。面对这种大数据爆发增长所面临的数据解读困境,人们开始努力尝试建立对这些大数据进行分析和有效信息提取的方法。在基础研究的进展中,对生命现象的认识已经离不开组学层面的数据揭示和验证,生命科学的研究模式已经从微观纵向分子调控探索向微观系统生物学的方向转变。大数据支持下的系统生物学探索使人们有机会更加全面、准确地认识生命和医学现象。

大数据挖掘促进精准医学的发展。无论是美国提出的"百万人基因组计划"还是我国十三五"精准医学研究"重点专项提出的大规模疾病队列人群的建立,其目的都是从大规模的人群基因组数据或疾病信息中寻找与疾病相关的线索,人群样本数量越大,探索得到的结果可靠性越高。但是,这些项目的进展和顺利完成离不开大数据获取和挖掘的生物信息学技术。从这些数据中挖掘出来的疾病的关键分子或事件,将有可能成为疾病精准治疗的靶点,不断拓展精准治疗的认知范围与实践治疗疗效。目前,随着云计算技术的发展,大数据的整合分析能够帮助临床研究者和临床医生更好地根据患者的生物学信息准确地选择个体化治疗方案。为了更好地促进精准医学的实施,美国国家科学院建立了一个连接基础研究发现和临床医学信息的数据库,通过把两者结合起来进行数据分析和辅助决策,以达到疾病的最大治疗效果。

大数据分析通过对各种疾病患者和正常人队列及相关标本信息的深入分析,将对临床治疗和公共卫生决策、循证医学方法实施等方面产生深刻的影响。

6.6.2 大数据采集的重点任务

数据质量是有效分析和利用大数据的前提。可靠、准确、及时的高质量数据才能保证大数据分析导向的正确。大数据的利用分为数据收集、数据存储与分析、数据应用三个阶段,每个阶段的成功运行都依赖于上一阶段结果的可靠性,而统一的评价标准是保证数据采集、存储、分析、结论可靠的根本保障。首先,建立在大数据基础上的精准医学要制定数据采集的内容和质量评价标准体系，相同类型的数据采用相同的存储和表达方式，尽可能减少大数据样本间的波动和干扰信息。医学大数据的来源可以是生物学的组学数据、患者疾病的临床数据、家族背景的预防医学数据等多种类型的数据，这些数据之间的比较、衔接与整合将是一项非常艰巨的任务，没有高质量的数据采集和质量评价标准体系注定是无法完成的，甚至会严重误导数据分析的结果解读。对于医疗机构来说，建立患者信息采集的标准化在数据存储方面主要存在着数据存储的合理性、物理安全性和伦理安全性问题。基于二维表结构的关系型单一结构数据库已经远远落后于大数据处理的需求，需要大力开发专业的医学数据库技术和存储技术，在保证数据安全性的同时要使数据存储结构为后期的数据分析做好充足的准备，方便进一步的数据分析和处理。其次，在数据的存储与分析阶段要做到数据的系统化，数据要采用高效的数据库形式存储和调用分析，高效的数据库形式将极大地提高数据的利用水准。系统化的数据是保证数据准确、有效的前提。再次，医学大数据的目的在于阐释机体在生理和特定疾病状态下的机制，为群体层面的疾病预防和患者的临床个体化诊疗体系提供决策支持。人类疾病的发生往往是多因素相互交织，而且每一个单一因素在所患疾病的群体中出现的频率较低或者说对于疾病的贡献率较低，因而该因素对于疾病的作用只有在对大样本量的人群或标本数据进行分析的时候才能够发现。如对于多基因疾病——恶性肿瘤或糖尿病等，要在上千例或上万例甚至更多数量的患者标本信息中才能找到有意义的疾病线索并且需要在大样本量队列人群中进行验证。因此，建立尽可能标准化的数据存储和分析规范是医学大数据能够被有效利用的基础。

6.6.3　医学大数据时代面临的挑战

数据的更新、共享与传输是医学大数据发展的基础，但同时也带来了不容回避的现实问题。数据开源与共享给医学大数据发展带来了前所未有的医学伦理学问题和数据安全问题。在采集患者相关信息时如何保证这些信息不会侵犯患者的隐私权，既是医学伦理学的问题，也是医学大数据的技术问题。虽然医学基础研究数据通常隐去了标本来源的具体信息，患者临床资料也可以在共享前进行去识别化处理，但这些方法既不能避免信息的被动泄露，又会给大数据的信息处理造成偏倚（如同一患者在不同医疗机构的就诊数据无法合并）。同时，生物医学信息的全球共享无法阻止不同国家的人种、种族等的遗传信息识别，即种族的基因组隐私等遗传信息存在被滥用的危险。如何尽可能减少大数据分析可能带来的负面性分析，将是一直伴随科学大数据发展的伦理学问题。

虽然生物医学领域的大数据时代正在来临，并且将在人类医学史上掀起一场革命性的飞跃，但我国的医学大数据发展还没有跟上国际前沿的脚步。对比世界范围内的主要发达国家，美、英、日、法等均已经建立了高水平的生物信息数据存储、管理、加工、分析、发布等的研究机构，如美国国家生物技术信息中心、欧洲生物技术研究所等，而我国还处于对医疗资料的信息化管理与质量控制的初级阶段，还没有真正系统的医学大数据研究与挖掘机构。我国幅员辽阔，人口众多，社会经济发展不平衡，疾病谱复杂，也给我国的医学大数据采集带来了巨大的现实困难。同时，我国医疗专业人员的信息化利用水平偏低，对数据采集的质量控制经验不多、培训不够，数据质量控制和管理能力弱。再有，我国的医学教育体制使医学生的知识体系较单一，缺少同时具备诸如生物学、信息学、医学等多学科知识的综合性高级人才，因此在大数据的分析与利用方面经常存在数据处理人员与医学专业人员之间的准确沟通与目标对接问题。因此，应大力加强我国精准医学发展所需求的高级复合型人才队伍的建设，培养一批医学数据科学家，加快我国医学数字化、信息化建设的进程，探索适合我国社会和经济发展情况的精准医学体制，抓住生物医学大数据这一促进精准医学发展的前所未有的机遇。

6.7 药物研发与精准医学

6.7.1 药物研发的工作目标和重点任务

历史上，我国在青蒿素、三氧化二砷和胰岛素的研发和疾病治疗价值方面做出了原创性的贡献，但绝大部分药物研发还在跟踪和仿制西方，新药的原创能力差。在国家重大新药创制专项的支持下，将针对恶性肿瘤、自身免疫病、心脑血管疾病等严重危害中国人民健康的疾病研制出一批自主研发的创新药物。在靶向药物自主研发的道路上，我国已经取得了一定的成果，如中国首个授权美国等国家专利使用权的创新型抗癌药物西达苯胺、治疗晚期胃癌的抗血管生成小分子靶向药物阿帕替尼、喹诺酮类抗生素新药盐酸安妥沙星等。通过"十一五"和"十二五"期间国家对医药研发方面的大力支持，我国在获得国外新药专利授权，取得国内新药证书和创造医药市场产值等方面均获得了显著提升。目前我国医药市场已经位列全球第二,仅次于美国,并有可能在未来几年内跃居世界第一。这些创新药物的研发,不但缩短了我国与世界发达国家药物研发水平的差距,也大大提高了疾病患者的药物可及性,降低了我国的医疗卫生成本。

药物研发是精准医学的重要内容之一,精准医学指导下的药物研发更强调药物的作用靶点明确、较高的疗效和较低的不良反应、具有个体化的适用范围。随着对疾病本质认识的加深及药物研发技术的发展,尤其是近十年来基因组测序技术的广泛应用,研究人员发现了一系列疾病相关的基因突变,为疾病治疗药物开发打开了精准研发的大门。药理学研究的发展也进入了精准的分子调控事件层面,从而能够进一步从分子调控的水平对药物的疗效和不良反应进行评估。精准医学理念指导下的药物研发目标为针对肿瘤、心血管疾病、代谢性疾病、免疫性疾病及重大传染病等创新性地研发靶点明确、疗效可靠、安全性好、不良反应小的疾病治疗药物,并且针对疾病的不同分子分型研发特异性的靶向药物。疾病特异性的分子靶向药物是当前国际肿瘤药物研发的前沿热点,其研发涉及疾病特异药物靶点鉴定、药物分子结构模拟与设计、药物临床前评价和临床评价等过程。在药物的研发种类方面,包括化学药、生物药和中药等。过去我国新药研发与国际水平差距较大,但近年来在国家重大新药创制项目的支持下我国的药物研发取得了较快发展,药物研发整体水平正在从跟踪仿制走向创新发展的阶段。

我国药物研发工作的重点任务包括:

(1)创新药物研发。当前国际新药的研发趋势逐渐走向在基础研究成果和计算机设计的指导下进行的可预测性主动研发,符合精准医学的发展方向。虽然近年取得了显著进步,但我国在医药研发方面的原始创新能力还较薄弱,恶性肿瘤和心血管疾病等领域的前沿药物的知识产权仍由国外大制药公司控制,这是我国医药行业在一定时期内面临的重要挑战。面对这种形势,我国应大力加强对医药原始创新能力的培养,力求短期内缩小同国际前沿水平的差距。"十三五"期间,国家将继续针对重点疾病加大力度支持新药品种的研发和药物研发关键技术的突破,力求优先建立起集成化的药物研发平台与科学家队伍,突破一批关键技术,产生一批自主创新的重大药物产品,并成功转化为临床标准用药方案,带动一批新药研发产业。针对重大疾病用药和临床急需药品,重点部署一批重大疾病的新药研发,实现成果转化,并推动原创药物的国际化,提高我国医药创新能力和在国际医药行业的竞争力。

(2)大品种技术改造。药物的大品种改造在原有高效药物的基础上进行技术升级和品种改造,研制出更加安全有效且低成本的药物产品。国家应在支持原创药物研发的同时重视国内外高端急需药物的合理仿制与改造技术,重点攻克严重制约药物品种改造的技术瓶颈,服务于人民健康。我国在高端药物仿制方面取得的成果如抗肿瘤药物多西他赛的合成关键技术取得的突破产生了巨大的经济和社会效益。

(3)专利到期药物研究。我国是发展中国家,美、日等发达国家研发的创新药物价格畸高,普通患者家庭难以承受如此沉重的经济负担。因此,对于专利保护即将到期的国外高效药物,应提前部署仿制方案,抓住生物仿制药的时代机遇和市场机遇,大幅降低患者用药成本。

(4)平台建设。为新药研发和专利过期药物仿制建立规范的技术平台与设备平台,建立或引进国际先进的药物筛选新技术和新模型及规范的药物研发技术标准,重视免疫调控药物的评价平台建设,在国际认可的医学伦理规范下将基础研发与临床评价高效整合,使其成为国家或国际新药临床评估平台。

当前阶段,我国应重点针对我国较高发或危害严重的一些疾病展开精准医学指导下的新药研发,这些疾病包括恶性肿瘤、心脑血管疾病、代谢性疾病、神经退行性疾病、自身免疫性疾病、某些罕见病、重大传染病及其他常见病和多发病(呼吸系统和消化系统疾病等)等。

6.7.2 我国医药企业发展的战略定位

在成熟的医药研发市场中,医药企业在药物研发中发挥着主导作用,医药企业在药物研发中具有无法替代的资金、技术平台和市场优势。我国医药企业在新药创制专项任务中已经逐渐成为药物基础研究成果转化的组织者和方向引导者。医药企业承担了我国"十一五"新药创制任务的34.9%和"十二五"新药创制任务的52.8%,并将在"十三五"药物科技专项中发挥更加重要的作用。在重大新药创制专项中,国家科技政策鼓励我国医药企业积极参与和牵头申报,并且规定新药临床研究、药物大品种技术改造、技术平台建设、新药孵化基地建设和产学研联盟建设等必须由企业牵头。同时,我国制定相关政策推动药物研发企业吸引国外高级人才,与国外和国内高端研究院所合作促进产学研一体化,采用自主研发、合作研发和购买成果相结合的研发模式提高我国医药企业的联合创新能力。从我国医药企业的发展方向上看,应主动加强新技术的产业化,升级较落后的生产方式和管理方式,将新技术转化为生产力和产品,提高我国医药企业的国际竞争力。我国医药企业需要建立国际化的经营管理理念,加强药物研发的源头创新能力,开拓国际市场,形成与国际上主要制药企业竞争的能力。同时,我国医药企业也需要加强自我管理,通过政府、行业协会、医疗机构的监督,形成企业的良性竞争和健康发展。

应该看到,虽然我的的医药企业发展迅速,成为我国医疗行业和卫生经济发展中的关键要素之一,但我国医药企业的发展也面临着一定的困难,制约了我国医药企业和医疗卫生事业的发展。例如,我国新药研发能力与发达国家还有较大差距,无论化学药还是生物药均处于劣势。我国医药企业对研发的重视与投入还无法与国际上主要制药企业相比。另外,医药行业的特点决定了药物研发需要投入巨额资金,投资周期漫长,而且药物研发投资具有很高的风险性,导致医药企业的融资相对较困难。再有,我国有价值的医药基础研究成果相对较少并且转化相对不畅。因此,加强原创成果发现并加强成果转化是我国医药事业发展的必由之路。

6.7.3　化学药、生物药和中药的重点任务方向

化学药是缓解、预防和诊断疾病及具有调节机体功能的化合物的统称。目前绝大多数的药物仍然是化学药,化学药为人类疾病的诊断、预防和治疗做出了巨大贡献。化学药研发的主要任务是在现代科学技术手段的基础上,提高药物有效性和安全性评价的效率和准确性,加强药物作用机制的探索和药物设计方法的研究,实现化学药作用的高度靶向性并进一步降低药物不良反应;对化学药剂型和体内释放控制系统进行改造和提升,使其更适合针对疾病的进展过程发挥治疗作用;提高化学药的生产工艺,降低药物的生产成本,以高效和低价的药物保障人民健康。目前,临床上使用的小分子靶向药物多数属于化学药,具有靶向、高效、不良反应小的特点。

生物药是指运用生物学的研究成果,从生物体生产或利用生物体生产的用于疾病预防、诊断和治疗的药物。虽然疫苗类的生物药已经有较长的生产和应用历史,但生物药种类和应用的蓬勃发展是近 20 年才发生的。生物药从实验室研究成果转化为产业化应用需要经过相当长的过程,而且研发的技术成本和经济成本高昂。目前已经有一系列的生物药应用于疾病治疗,其中以肿瘤疾病的抗体药物应用最为经典。针对肿瘤中 EGFR、HER2 等基因异常的抗体药物已经广泛地应用于乳腺癌、肺癌等肿瘤的治疗。在抗体靶向药物的基础上研发的抗体偶联药物进一步拓展了靶向药物的应用价

值,是当前国际上抗肿瘤药物研究的热点。但抗体偶联药物研发的技术难度高,涉及抗体药物、化学药物及药物偶联方法等关键技术屏障。目前已经 FDA 批准进入临床的抗体偶联抗肿瘤药物有针对 HER2 阳性乳腺癌的 Kadcyla 和针对复发性或难治性 CD30 阳性霍奇金淋巴瘤的 Adcetris。我国自主研发的抗体偶联抗肿瘤药物 RC48 也进入了临床研究阶段。一系列抗体偶联药物进入临床试验评价,预示着抗体偶联药物的研发技术已经趋于成熟,并且可能将迎来爆发性增长。目前有更多的生物药研发还处于临床前阶段。我国生物技术制药起步比较晚,还处于相对落后的阶段,和欧美等发达国家的生物制药工业相比,还有很大差距。近年来,国家在政策力度、财政专项拨款等方面的支持都有很大提升,这使得我国的生物制药产业逐渐缩小同发达国家之间的差距,开发出了一系列对于心脑血管疾病、肿瘤及内分泌疾病等有良好疗效的生物药品。精准医学指导下的生物药研发的重点任务有:①通过创新性研究发现更多可用于生物药研发的疾病治疗靶点;②利用生物学基础研究成果研发新的生物药种类(如 RNA 药物、细胞药物等);③突破生物药生产或改造的关键技术,优化生物药的大规模制备工艺,提高生物药的疗效和安全性;④制定生物技术药品的质量控制和管理标准,保障生物药的研发和生产在良性轨道上运行;⑤开展生物药的新给药途径和剂型、释放控制研究等;⑥重点支持抗体偶联药物、双特异抗体、新结构抗体,新型疫苗及其新制备工艺等。

中药是我国传统文化中的瑰宝,也是世界传统医药文化的重要组成内容,是在中医药理论指导下应用药物的总称,包括植物、动物、矿物等来源的药物。从最早有历史记录的"神农尝百草",到后来历代中医家总结成的典籍,如《本草经集注》《本草纲目》《新修本草》等,为中药的发展与探索提供了坚实的理论指导。中医药的理论与实践越来越多地被世界各国所认识和接受。中医药较早地体现了朴素的"精准医学"理念。中医学治疗采用"辨证论治"的诊疗理论,即根据患者个体的症状、体征施以个性化的治疗。一人一方、"同病异治"或"异病同治"是中医药学的一个重要指导思想。中医药的发展最终也将走向精准化,除了中医学系统理论体系和独特理念的进一步完善,中药学也将在现代科学技术发展的背景下得到升华。中药学发展的重点任务包括:①采用新的科学技术提升中药的研究和分析方法,实现中药药效的精准分析和药物的精准施用;②建立中药研究的可靠质量控制方法和质量控制体系;③中药有效成分的鉴定、分离、合成研究;④中药的先进制剂及药物剂型研究;⑤中药的安全性评价及作用机制研究。

6.8 精准医学重点关注的几大领域

精准医学是人类基因组计划的延续,是医学发展的必然产物,是一种通过考虑人群基因变异达到治疗疾病目的的新兴医学模式。精准医学对多个领域的疾病检测、预防和治疗都起到至关重要的作用,如恶性肿瘤、心脑血管疾病、糖尿病、罕见病、神经退行性疾病和自身免疫病等,下面分别对这些领域进行介绍。

6.8.1 恶性肿瘤

在历史上,人类面临的主要威胁曾经是饥饿、战争和传染性疾病等,恶性肿瘤的发生率较低,没有引起广泛的关注。随着社会的发展,大部分传染性疾病已经得到了有效控制,同时人类生活环境和生活方式发生了改变、人类寿命大大延长,这使恶性肿瘤疾病逐渐凸显成为严重威胁人类健康的最大疾病之一。在世界范围内,2014 年世界癌症报告指出 21 世纪世界恶性肿瘤病死率呈逐年上升的趋势,处于世界人口死亡原因的第 1 位。2012 年,世界癌症发病例数约为 1 400 万,死亡病例约为 800 万。全球癌症最常见的前 3 位恶性肿瘤依次为肺癌、乳腺癌和大肠癌。据中国国家癌症中心 2016 年发表于 *CA：A Cancer Journal for Clinicians* 杂志的数据,2015 年中国癌症总发病人数为 429.16 万,总死亡人数为 281.42 万,相当于每年消失一个中等城市的人口[22]。由于我国处于工业化发展阶段,并且已经进入老龄化社会阶段,这使我国的恶性肿瘤发病率和病死率都将迎来新的高峰。现在美国的恶性肿瘤 5 年生存率达到 70%,而我国只徘徊在 30% 左右,其原因主要是我国的恶性肿瘤早诊、早治率低,有效治疗方案和药物可获得性不足。提高肿瘤患者预后的最佳策略是通过改变生活方式和环境不良因素预防肿瘤发生,及时发现早期肿瘤并给予精准有效的治疗;恶性肿瘤一旦进入中晚期,治疗效果较差,预后不良。

鉴于恶性肿瘤给人类健康带来严重威胁,世界大部分国家都部署了专门的恶性肿瘤防控计划,其中以美国的防控计划最为持久和有效。在 20 世纪初,美国的恶性肿瘤发病率和病死率也曾呈现一直上升的趋势,在多种措施干预下,美国的恶性肿瘤发病率和病死率开始出现下降拐点,这也让人们认识到恶性肿瘤是可以预防和控制的。美国预防和控制恶性肿瘤的策略是消除恶性肿瘤发生的不良因素,并大规模推广和使用早诊、早治技术使恶性肿瘤患病人群在早期得到干预和治疗。我国也针对肿瘤发生的原因和流行特点采取了一些针对性的防控策略,包括开展控烟行动、接种疫苗消除感染因素等。我国的癌症筛查和早诊、早治措施尚处于试点阶段,目前尚无全民层面的肿瘤防控行动。

靶向治疗药物和技术出现以前的肿瘤治疗主要限于放疗、化疗与外科手术联合治疗手段,患者5年生存率难以进一步提高。基因组测序技术的出现推动了肿瘤诊断与治疗方面精准医学的发展。精准医学将基因组学、蛋白质组学等方面的前沿医学技术与肿瘤疾病特征相结合,不但可发现具有肿瘤特异性遗传标记的高危人群并给予早期预警,还可发现具有早期诊断价值的标志物使更多的肿瘤患者得到早期诊断和有效治疗。肿瘤分子生物学的研究结果为肿瘤的精准治疗提供了疾病诊断分型和药物治疗的精准靶点。美国提出的精准医学是指将个体疾病的遗传学信息用于指导诊断或治疗。通过高通量基因组测序发现的具有疾病诊断和治疗价值的遗传异常包括:单个碱基突变(如肺癌 *EGFR* 基因突变)、基因扩增(如乳腺癌中 *HER2* 基因扩增)、大片段缺失(如 *P53* 基因缺失导致肿瘤耐药)、基因重组(如肺癌的 *ALK* 融合基因)、基因表观遗传学改变(如肿瘤中相关基因的高甲基化状态、微 RNA)等。这些种类的遗传异常是肿瘤精准诊断和治疗的分子生物学基础。针对这些异常基因靶点进行的肿瘤分子诊断把肿瘤区分为不同的疾病亚型以区别具有相同病理类型但生物学行为不同的肿瘤。在精准医学发展的道路上,针对肺癌驱动基因的靶向治疗药物逐渐涌现,如拉帕替尼(lapatinib)用于 *HER2* 激活的乳腺癌患者,达拉非尼(dabrafenib)用于 *BRAF V600E* 突变的肿瘤患者[23, 24]。不断发展中的精准医学将不仅限于遗传学信息,还包括分子医学指导下的基于疾病分子特征改变而进行的疾病诊断与治疗。精准医学的概念体现在肿瘤靶向药物的研发与应用方面,全球各大药物研发的相关机构都在努力发现新的药物治疗靶点和候选药物。

虽然肿瘤精准诊断和靶向治疗药物的发展显著提高了肿瘤诊断的准确率与精准分型,也显著提高了某些靶向药物适应证患者的生存率,把肿瘤临床治疗实践推至一个新的高度。但是,除了靶向药物的高额研发费用导致患者治疗费用畸高以外,肿瘤分子靶向治疗仍然面临着许多难以克服的问题。即使在符合靶向药物适应证的肿瘤患者中也仅有部分、甚至是小部分患者对药物产生治疗反应,大部分适应证范围内的患者仍然不能对靶向治疗药物产生反应。如何进一步准确地预测药物疗效是靶向药物应用面临的一个紧迫问题,解决该问题能够进一步优化用药方案、合理利用医疗资源。虽然与传统化疗药物相比,靶向药物的不良反应较轻,但大部分靶向药物治疗的患者仍然不能免除药物不良反应带来的痛苦。如利妥昔单抗(rituximab)能够杀伤 B 细胞,削弱患者免疫功能,容易发生肺部感染等并发症。舒尼替尼(sunitinib)针对许多不同受体的酪氨酸激酶活性,因而在发挥肿瘤治疗作用的同时也带来了很多不良反应,如口腔炎、手足口综合征等皮肤和皮下组织的异常。在肿瘤的治疗中,靶向药物提高了肿瘤治疗疗效,延长了患者生存期;但对于持续靶向药物治疗的中晚期患者来说,肿瘤细胞可能通过发生新的基因突变或激活其他受体旁路信号途径产生对药物的耐药性,这是目前任何一种肿瘤治疗药物无法回避的困境。

随着肿瘤精准治疗理念的发展及医学基础研究的深入,未来的肿瘤治疗将越来越倾向于在明确个体肿瘤分子生物学特征的前提下制订个体化治疗方案。靶向治疗高额费用的问题会随着专利保护和生产成本的降低而得到改善。在精准医学理念推动下的基础医学研究成果进一步阐明肿瘤发生的分子生物学机制,不但能够提高疗效预测的准确性以便优化治疗方案选择,还能减小可能的不良反应提高患者的耐受性。克服肿瘤药物耐药性有赖于系统深入地认识肿瘤细胞生长的关键信号通路及与治疗药物对应的激活旁路信号通路,最大限度地推迟出现耐药性的时间。无论以上哪方面的问题,都需要在精准医学指导下深入揭示肿瘤发生发展的机制,充分认识肿瘤个体化的生物学特征,进而才能"因病制宜"地制定能够置肿瘤细胞于"死地"的治疗策略。

6.8.2　心脑血管疾病

心脑血管疾病是心血管疾病和脑血管疾病的总称。心血管疾病包括冠心病、心肌梗死、高血压性心肌病、心律失常、外周血管疾病等;脑血管疾病包括脑缺血、脑出血、脑梗死等。心脑血管疾病是世界范围内的高发病率和高病死率疾病,全世界每年因心脑血管疾病致死的病例数高达 1 500 万人以上。我国心脑血管疾病的患病率、新发病率和病死率处于上升期,并且由于我国人口基数大,导致患病人群绝对数量庞大。我国城乡居民主要疾病死亡构成比中,心脑血管疾病居首位[25]。我国心血管疾病(缺血性心脏病、心力衰竭、高血压等)患病人数超过 2 亿,每年有 300 万人死于心脑血管疾病。《2014 年中国卫生统计年鉴》显示,我国脑血管疾病病死率农村高于城市,男性高于女性。2013 年我国城市居民脑血管疾病病死率为 125.56/10 万,农村脑血管疾病病死率为 150.17/10 万。对 40 岁以上人群采取"中风"风险评分卡进行脑卒中风险评估,结果显示 40 岁以上人群中约有 16.37% 属于高风险人群[25]。因此,心脑血管疾病已经给社会和家庭带来了巨大的负担,是严重威胁居民健康和影响社会发展的重大疾病之一。近 20 年来心脑血管疾病的标化病死率仍不断上升,其原因主要有高血压、糖尿病、血脂异常、超重/肥胖、吸烟和不健康生活方式等。

除了部分心脑血管疾病可以通过外科手术或介入治疗得到纠正以外,大部分心脑血管疾病需要依靠药物治疗。诸如高血压、动脉粥样硬化之类的疾病需要长期服用降压或降脂药物,常见的心脑血管疾病治疗药物包括抗凝药、降脂药、血管扩张药、抗心律失常药等。现代医学认为心脑血管疾病的发生和发展是由外部因素作用于遗传因素决定的,除了饮食、环境、生活习惯等与心脑血管疾病密切相关的外部因素,心脑血管疾病还具有明显的家族遗传特征。因此,由于个体遗传差异的存在,相同药物作用于不同患者所获得的疗效不尽相同。药物的吸收、分布、代谢等生物学过程均与重要的基因单核苷酸多态性相关。研究发现,*COX-1* 基因 CGCGCC 单体型与阿司匹林耐药显著相关,携带 *CYP2C19 * 2* 和 *CYP2C19 * 3* 基因的个体对氯吡格雷相对耐受,因此在治疗中应该增加相应的药物浓度以保证治疗效果。如何根据心脑血管疾病患者的个体遗传背景确定用药种类或调整用药剂量是心脑血管疾病治疗中的一个关键问题。

精准医学的发展对于心脑血管疾病的预防与治疗具有重要的意义。生物标志物在心脑血管疾病中的作用越来越受到关注,这些生物标志物在疾病的高危人群识别、疾病早期诊断、药物疗效预测等方面都具有重要的应用价值,是精准医学在心脑血管疾病方面的重点开拓领域。精准医学在肿瘤基因检测等领域获得快速发展后将迅速向心脑血管疾病领域延伸,针对不同的遗传易感基因和药物基因组学特征开展患者或人群的基因检测,在此基础上给予心脑血管疾病患者个体化的疾病预防建议或精准药物治疗,将大幅降低心脑血管疾病的发生率、提高药物治疗效果。由于大部分心脑血管疾病是复杂的多基因疾病,需要我们对疾病发生与进展的生物学本质有更深入的了解,在多中心、大样本的联合队列研究中找到包括易感基因在内的、更加高效的分子标志物,服务于心脑血管疾病的预防、诊断与治疗。

6.8.3　糖尿病

随着社会发展,人们生活方式发生改变,生活质量提高,平均寿命延长,糖尿病发病率逐年攀升,目前已经成为严重危害人类健康的重大疾病之一。我国糖尿病患病总人数超过 1.14 亿,是全世界糖尿病第一大国。此外,还有 1.5 亿人血糖超过正常值、但尚未达到糖尿病诊断标准的糖尿病前期人群。根据 2013 版《中国 2 型糖尿病防治指南》,我国已患糖尿病患者的诊断率低于 40%,即使已诊断为糖尿病的患者血糖控制率也较低,门诊就诊 2 型糖尿病患者的综合达标率仅为 5.6%[26]。糖尿病的病因非常复杂,受多种因素的影响,不仅不同类型糖尿病患者的病因显著不同,即使同种类型糖尿病患者的病因也大相径庭。根据目前的研究进展,糖尿病病因的外部因素可能包括不良生活习惯导致的长期过度摄食、肥胖、精神压力,而这些外部因素都需要通过种族与遗传、自身免疫状态等机体内部因素发挥致病作用。

基因组学等精准医学理念与手段的进展,对于深入理解糖尿病发病机制,在分子水平对糖尿病进行精确分类、准确预防、预测疾病进程与潜在并发症并制定精准治疗策略产生巨大的推动作用。糖尿病病因复杂,其准确预防需要依赖精准医学指导下的营养遗传学、营养基因组学及不同人群(如肥胖、高血压、高血脂人群)在特定病理生理条件下代谢组学研究的全面进展,目前除了改变饮食和运动等生活习惯外,尚无较精准的预防手段。糖尿病的临床分型主要依赖患者的临床特征,但对于某些特殊类型糖尿病的诊断则需要明确疾病的分子水平特征。例如,单基因糖尿病中青少年的成人发病型糖尿病(MODY)与 2 型糖尿病的诊断很容易发生混淆,磺脲类受体基因 $KCNJ11$ 和 $ABCC8$ 突变会导致新生儿糖尿病,并且常易被误诊为 1 型糖尿病。2 型糖尿病的临床表现具有很强的异质性,对治疗产生的反应和预后也大相径庭。糖尿病临床异质性的原因在很大程度上是由于患者存在遗传方面的差异,但对于糖尿病异质性的遗传机制研究尚处于探索中。基因组学测序技术将大大提高这类糖尿病患者诊断的准确性,并将这些糖尿病患者进一步分为多种亚类(如 MODY 糖尿病可分为 13 种亚类)。在糖尿病的治疗方面,大多数 2 型糖尿病患者最终需要通过药物控制血糖水平,主要包括二甲双胍、磺脲类、格列奈类等,并且不断有新的药物通过研发进入临床。但这些药物治疗的效果与患者个体的基因多态性有关(如 $TCF7L2$、$CDKN2A/B$、$ABCC8$、$SLC2A2$ 等)[27-29]。部分 MODY 患者(1 亚类与 3 亚类)对磺脲类药物治疗较敏感,而 MODY2 则一般不需要进行药物治疗。药物基因组学的研究进展将进一步优化糖尿病药物治疗的方案,提高血糖控制效果并减少并发症。

精准医学在肿瘤疾病中的成功应用与发展也将进一步拓展其在糖尿病诊断与治疗

中的应用。对糖尿病疾病机制的探索将发现更多与糖尿病相关的分子标志物,提高医生对患者进行精确预防、诊断和分类、预测并发症并给予优化治疗方案的能力。由于糖尿病发病涉及多基因、多层次的复杂遗传因素,表现为慢性代谢性病程且受遗传和环境的双重影响,实现糖尿病的精准预防、诊断与治疗要以良好的遗传学和分子生物学进展为基础。精准医学在现阶段绝大多数糖尿病患者身上还无法实现真正的精准预防、诊断与治疗。糖尿病精准医学的进展在遗传学研究和样本的大数据分析方面存在着重大挑战。

6.8.4 罕见病

罕见病是指人群中发生率极低的疾病。世界卫生组织把罕见病定义为患病人数占人口 0.65‰～1‰ 的疾病,而中国将罕见病定义为患病率小于 1/50 万或新生儿发病率小于 1/10 000 的疾病。罕见病不但发病率低,而且种类繁多,表型多样,导致临床诊断非常困难,并且在现有医疗水平下进行罕见病的病因治疗非常困难,只能进行相应的对症治疗。根据各国的标准,目前约有 7 000 种疾病被定义为罕见病,占人类疾病数量的 10%。罕见病大多属于遗传性疾病,具有可检测的少数几个基因或遗传区域的异常,因此遗传学检测方法和分子诊断技术在疾病确诊中具有决定性作用。在已报道的 7 000 种罕见病中,有 4 000 种左右已明确致病基因,但剩余的 3 000 多种罕见病病因尚不清楚。过去发现罕见遗传病致病基因的方法主要为家系遗传性连锁分析,需要大量的时间和精力,积累较多的患者家系和人数,才能进行相关研究,存在较多制约因素。基因组学测序技术的出现为罕见病致病基因的发现带来了希望。Sarah 等 2009 年发表在 *Nature* 上的文章第一次用全外显子测序技术验证了 Freeman-Sheldon 综合征的致病基因,并进一步应用此技术寻找未知病因罕见病的致病基因,成功地找到了 Miller 征合征的致病基因,开拓了利用高通量测序技术发现遗传性疾病病因的新领域[30]。之后,又有研究者应用基因组测序技术发现了家族性脂蛋白过少血症与 Kabuki 综合征等罕见病的遗传病因。基因组测序技术是目前鉴定罕见病致病基因的最重要的研究手段,罕见遗传性疾病诊断也是基因组测序技术在精准医学应用最有效与必要的领域,应用此技术已经鉴定了超过 150 个罕见病的新的致病基因。目前,基因组学相关测序技术已经较广泛地应用于罕见病的临床诊断。由于全基因组测序的成本较高,为了降低成本,学者们通常采用外显子组测序寻找罕见遗传病的致病基因;对于已知致病基因罕见病的诊断,可以采用靶向目标基因测序的方法进行深度测序,当测序深度达到30×以上时诊断遗传性疾病的敏感性和特异性均接近100%。在该思路的指引下,近年来陆续有报道利用基因组测序技术建立了线粒体疾病、心肌病、视网膜疾病等的分子诊断方法,对于疾病的诊断、分型及治疗指导发挥了不可替代的作用。尽管基因组测序还不能解决所有罕见病的遗传学诊断与病因学探索问题,但以基因组测序为主的精准医学策略已经引起了许多国家相关机构和管理部门的重视,并已出台了许多行业或专业性指南文件和相关法律法规文件,推动精准医学在罕见病诊断与治疗中的应用。这些进展对于制定我国罕见病的精准医学诊断与治疗策略提供了积极的参考资料。

精准医学的发展也为罕见病的治疗带来了新的突破。2016年,英国制药公司葛兰素史克针对腺苷脱氨酶缺乏性重度联合免疫缺陷症(ADA-SCID)研发的基因疗法Strimvelis通过了欧盟委员会的批准。Strimvelis是利用携带腺苷脱氨酶的自体CD34$^+$细胞进行的干细胞基因疗法,是全球首个获批用于儿科患者的缺陷基因功能纠正性基因疗法[31]。随着精准医学技术的进一步发展,精准医学在罕见病的诊断和治疗中的应用将逐步拓展和完善。

6.8.5 神经退行性疾病

神经退行性疾病是一种由细胞凋亡过度引起的慢性神经性疾病,主要包括阿尔茨海默病、帕金森病、亨廷顿病等。此类疾病典型的临床表现为智力下降、记忆力减退,甚至丧失自理能力,加重社会和家庭的精神和经济负担。因此,神经退行性疾病的预防、治疗和预后等方面的相关研究变得尤为重要。神经退行性疾病的主要发病人群是老年人。据世界卫生组织预计,至21世纪中期,神经退行性疾病的病死率将超过癌症,成为造成世界人口死亡的第二大因素。随着我国人口老龄化的加速,神经退行性疾病的发病率也在明显增加,至21世纪中叶我国的老龄化人口将达到4.1亿。

引发神经退行性疾病的病因和发病机制较为复杂,至今还没有明确阐明。神经退行性疾病的发病机制可能有多种因素参与,如遗传、衰老、环境、代谢、外伤等。在分子层面,已知与阿尔茨海默病有关的发病机制包括微管相关蛋白TAU异常、β-淀粉样肽沉积、基因突变等,其结果是导致患者出现渐进性障碍、认知行为功能障碍及语言障碍和人格改变等症状;帕金森病的发病机制包括环境毒素学说、基因脆性学说和遗传学说等,一系列分子事件导致黑质区多巴胺能神经元变性及进行性缺失,产生动作、语言及其他神经功能的障碍。神经退行性疾病的诊断还较多地依赖于临床症状,病因学诊断较为困难。近年来,随着"精准医学"理论的提出,在分子生物学、分子遗传学、神经生物学等学科的基础上,已有大量研究发现神经退行性疾病具有共同的基因突变位点。如在阿尔茨海默病患者中,*APP* 基因的突变会改变 β 分泌酶对它的切割能力,从而使发病率升高。

由于绝大多数神经退行性疾病的发病机制不明,还不能有针对性地进行预防和治疗,对已经发病的神经退行性疾病患者多数情况下采取延缓疾病进展的治疗策略。现阶段,神经退行性疾病常用的治疗药物主要包括抗氧化剂、抗炎剂和抗凋亡剂等,虽然临床上已有数十种药物用于治疗神经退行性疾病,但这些药物对于患者的长期治疗效果并不尽如人意。神经退行性疾病的治疗依赖于充分认识疾病的病因和发病机制,只有这样才能有效地针对疾病相关分子或生物学事件进行干预。神经退行性疾病的基因组学研究已经发现一系列疾病相关基因异常,有望在未来的神经退行性疾病的诊断与治疗中发挥实践应用价值。虽然精准医学在神经退行性疾病中的应用才刚刚起步,但它运用基因组学、蛋白质组学、代谢组学技术寻找更多疾病相关基因或分子标志物,能够为疾病的诊断和治疗提供新的方法,为新药物研发提供靶点预测等方向,最大限度地提高治疗效果,更好地实现个体化治疗。

精准医学在神经退行性疾病的实践可以分为从风险评估、早期诊断、疾病治疗和疾病预后等方面提供全面的信息。对个体基因组学、蛋白质组学和代谢组学综合分析,可对个体可能患神经退行性疾病的风险进行评估,如携带 *APOE ε4* 和 *TREM2 R47H* 变异的个体对阿尔茨海默病的易感性较高,而携带 *LRRK2* 和 *GBA* 基因变异的个体患帕金森病的风险较高。神经退行性疾病的治疗应始于其潜伏期,所以利用"精准医学"筛选出疾病相关的分子标志物,优化分子影像学技术,对于实现神经退行性疾病的早期诊断和治疗具有非常重要的意义。"精准医学"在疾病治疗方面也从分子角度提出了准确的方向,如携带 *APOE ε4* 变异的阿尔茨海默病患者对巴匹珠单抗抗淀粉样蛋白单克隆抗体类药物反应灵敏[32]。在现代生物医学研究手段基础上进一步揭示神经退行性疾病的病因和发病机制,建立神经退行性疾病的动物模型,并在精准医学理念的推动下实现有效的个体化治疗,是征服神经退行性疾病的探索与实践方向。

6.8.6　自身免疫病

自身免疫病是一类以机体免疫系统功能紊乱导致的以慢性侵犯关节、骨骼、肌肉及周围相关软组织为主要特征的疾病总称。常见的自身免疫病包括类风湿关节炎、系统性红斑狼疮、强直性脊柱炎等。自身免疫病的临床症状多种多样,主要包括发热、炎症和疼痛等。该类疾病在治疗过程中易反复,治愈后复发率较高,常伴有关节畸形、功能障碍等后遗症。临床统计数据显示,自身免疫病发病率与性别相关,男女类风湿关节炎发病比例约为1∶2～1∶3,系统性红斑狼疮的发病比例可达1∶5～1∶12,原因可能与男女性别差异的机体遗传因素和代谢特点有关。自身免疫病的发生与体内激素水平、遗传因素、环境因素等均密切相关[33]。大多数自身免疫病与遗传因素相关,如 *HMGB1* 基因在系统性红斑狼疮患者组织中与促炎性细胞因子相互刺激,形成炎性反应体系,加重病情进展;*FAM167A-BLK* 基因多态性与原发性干燥综合征的发生具有遗传相关性[33];*HLA-DRB1* 基因变异与类风湿关节炎的发病相关[34]。而且绝大多数免疫性疾病是多基因交互作用的疾病,导致临床上即使同一种自身免疫病患者的临床表现也可能千差万别,同一种自身免疫病在相同方案的治疗下产生的疗效和预后可能相差很大。现阶段,常用的自身免疫病治疗药物主要包括非类固醇消炎药、肾上腺皮质激素及慢作用抗风湿药。这些药物虽然能在一定时间内控制疾病的症状与进展,但通常不良反应较大,可能会进一步干扰免疫系统平衡,对肠、胃、血液系统等均有不同程度的损伤,或停药易发生症状反跳等不良现象,亟须根据疾病的发生机制采取特异性的治疗手段阻遏疾病的发生和进展。因此,通过精准医学探索疾病发生的病因及系统性病理机制,并寻找疾病诊断与分子分型的标志物,对于疾病的治疗选择和预后意义重大。不同分型疾病患者的治疗策略不同,相同分型的疾病在不同遗传背景的患者中也可能采用不同的方案进行治疗。根据不同患者基因组、蛋白质组和代谢组分析数据的差异,经过大数据分析寻找有效的标志物和治疗靶点,合理鼓励靶向药物的研发和使用,实现精准诊断和精准治疗,这将为自身免疫病的治疗带来新的前景。

参考文献

［1］ Zeidan B A，Townsend P A，Garbis S D，et al. Clinical proteomics and breast cancer ［J］. Surgeon，2015,13(5)：271-278.

［2］ Petricoin E E，Paweletz C P，Liotta L A. Clinical applications of proteomics：proteomic pattern diagnostics ［J］. J Mammary Gland Biol Neoplasia，2002,7(4)：433-440.

［3］ Buffington S A，Di Prisco G V，Auchtung T A，et al. Microbial reconstitution reverses maternal diet-induced social and synaptic deficits in offspring ［J］. Cell，2016,165(7)：1762-1775.

［4］ Yassour M，Vatanen T，Siljander H，et al. Natural history of the infant gut microbiome and impact of antibiotic treatment on bacterial strain diversity and stability [J]. Sci Transl Med, 2016,8(343): 343ra81.

[5] Kinlay S, Michel T, Leopold J A. The future of vascular biology and medicine [J]. Circulation, 2016,133(25): 2603-2609.

[6] Portune K J, Benítez-Páez A, Del Pulgar E M, et al. Gut microbiota, diet, and obesity-related disorders-The good, the bad and the future challenges [J]. Mol Nutr Food Res, 2017,61(1). doi: 10.1002/mnfr: 201600252.

[7] Khakimov B, Motawia M S, Bak S, et al. The use of trimethylsilyl cyanide derivatization for robust and broad-spectrum high-throughput gas chromatography-mass spectrometry based metabolomics [J]. Anal Bioanal Chem, 2013,405(28): 9193-9205.

[8] Wang B, Fang A, Heim J, et al. DISCO: distance and spectrum correlation optimization alignment for two-dimensional gas chromatography time-of-flight mass spectrometry-based metabolomics [J]. Anal Chem, 2010,82(12): 5069-5081.

[9] Lin Y, Ma C, Liu C, et al. NMR-based fecal metabolomics fingerprinting as predictors of earlier diagnosis in patients with colorectal cancer [J]. Oncotarget, 2016,7(20): 29454-29464.

[10] Wang Y, Zhao M, Xin Y, et al. ^{1}H NMR and MS based metabolomics study of the therapeutic effect of Cortex Fraxini on hyperuricemic rats [J]. J Ethnopharmacol, 2016,185: 272-281.

[11] Kumar D, Gupta A, Nath K. NMR-based metabolomics of prostate cancer: a protagonist in clinical diagnostics [J]. Expert Rev Mol Diagn, 2016,16(6): 651-661.

[12] Cook J A, Chandramouli G V, Anver M R, et al. Mass spectrometry-based metabolomics identifies longitudinal urinary metabolite profiles predictive of radiation-induced cancer [J]. Cancer Res, 2016,76(6): 1569-1577.

[13] Fan Y, Zhou X, Xia T S, et al. Human plasma metabolomics for identifying differential metabolites and predicting molecular subtypes of breast cancer [J]. Oncotarget, 2016,7(9): 9925-9938.

[14] Caron M, Choquet-Kastylevsky G, Joubert-Caron R. Cancer immunomics using autoantibody signatures for biomarker discovery [J]. Mol Cell Proteomics, 2007,6(7): 1115-1122.

[15] Kamiyama H, Noda H, Konishi F, et al. Molecular biomarkers for the detection of metastatic colorectal cancer cells [J]. World J Gastroenterol, 2014, 20(27): 8928-8938.

[16] Magni P, Macchi C, Sirtori C R, et al. Osteocalcin as a potential risk biomarker for cardiovascular and metabolic diseases [J]. Clin Chem Lab Med, 2016,54(10): 1579-1587.

[17] Berezin A E. Diabetes mellitus related biomarker: The predictive role of growth-differentiation factor-15 [J]. Diabetes Metab Syndr, 2016,10(1 Suppl 1): S154-S157.

[18] 崔玉尚,马冬捷.肺癌的微创诊断技术进展[J].中国微创外科杂志,2011,11(11): 1039-1041,1051.

[19] 闫顺朝,邹华伟,滕月娥.乳腺癌芳香化酶抑制剂耐药分子机制研究进展[J].现代肿瘤医学, 2014,22(10): 2477-2480.

[20] Cortazar F B, Marrone K A, Troxell M L, et al. Clinicopathological features of acute kidney injury associated with immune checkpoint inhibitors [J]. Kidney Int, 2016,90(3): 638-647.

[21] Zheng H, Liu X, Zhang J, et al. Expression of PD-1 on CD4$^+$ T cells in peripheral blood associates with poor clinical outcome in non-small cell lung cancer [J]. Oncotarget, 2016,7(35): 56233-56240.

[22] Chen W, Zheng R, Baade P D, et al. Cancer statistics in China, 2015 [J]. CA Cancer J Clin,

2016,66(2)：115-132.

[23] Planchard D，Besse B，Groen H J M，et al. Dabrafenib plus trametinib in patients with previously treated BRAF（V600E）-mutant metastatic non-small cell lung cancer：an open-label，multicentre phase 2 trial [J]. Lancet Oncol，2016,17(7)：984-993.

[24] Fofaria N M，Frederick D T，Sullivan R J，et al. Overexpression of Mcl-1 confers resistance to BRAFV600E inhibitors alone and in combination with MEK1/2 inhibitors in melanoma [J]. Oncotarget，2015,6(38)：40535-40556.

[25] 张啸飞,胡大一,丁荣晶,等.中国心脑血管疾病死亡现况及流行趋势[J].中华心血管病杂志，2012,40(3)：179-187.

[26] 孔晓牧,邢小燕.精准医学理念对糖尿病诊治模式的推动[J].中华全科医师杂志,2015,14(12)：905-907.

[27] Taberner P，Flanagan S E，Mackay D J，et al. Clinical and genetic features of Argentinian children with diabetes-onset before 12months of age：Successful transfer from insulin to oral sulfonylurea [J]. Diabetes Res Clin Pract，2016,117：104-110.

[28] Shepherd M，Shields B，Hammersley S，et al. Systematic population screening，using biomarkers and genetic testing，identifies 2.5% of the U.K. pediatric diabetes population with monogenic diabetes [J]. Diabetes Care，2016,39(11)：1879-1888.

[29] van de Bunt M，Lako M，Barrett A，et al. Insights into islet development and biology through characterization of a human iPSC-derived endocrine pancreas model [J]. Islets，2016,8(3)：83-95.

[30] Ng S B，Turner E H，Robertson P D，et al. Targeted capture and massively parallel sequencing of 12 human exomes [J]. Nature，2009,461(7261)：272-276.

[31] Schimmer J，Breazzano S. Investor outlook：Rising from the ashes；GSK's European approval of Strimvelis for ADA-SCID [J]. Hum Gene Ther Clin Dev，2016,27(2)：57-61.

[32] Panza F，Frisardi V，Imbimbo B P，et al. Bapineuzumab：anti-β-amyloid monoclonal antibodies for the treatment of Alzheimer's disease [J]. Immunotherapy，2010,2(6)：767-782.

[33] 牛建英,刘志红.性激素对机体免疫系统功能的影响[J].肾脏病与透析肾移植杂志,2003,12(2)：160-163.

[34] Raslan H M，Attia H R，Salama I，et al. Association of PTPN22 1858C→T polymorphism，HLA-DRB1 shared epitope and autoantibodies with rheumatoid arthritis [J]. Rheumatol Int，2016,36(8)：1167-1175.

7 我国精准医学计划实施的保障

我国对精准医学的需求有目共睹，政府非常重视，社会也给予热切关注。精准医学作为医学科技发展前沿，将会对未来的医疗模式产生重大影响。国家的顶层设计与科学决策是精准医学计划实施的根本保证。与此同时，精准医学也将对临床医学人才提出更高的要求。建立生物样本库、大数据平台、基因和蛋白质等分析平台将成为精准医学的重要支撑。

7.1 国家顶层设计与科学决策

精准医学可以推动整个生物医药产业的发展，如何抓住这个机遇，改变现有的诊疗模式，实现有限的卫生资源投入获得最大的群体健康效益，需要从国家的需求出发，提出有中国特色的研究和计划，搞好顶层设计，并进行系统谋划。2016 年 3 月 7 日，科技部发布了《国家重点研发计划精准医学研究等重点专项 2016 年度项目申报指南》的通知[1]，此批入选的重点专项包括："精准医学研究""生殖健康及重大出生缺陷防控研究""生物医用材料研发与组织器官修复替代""生物安全关键技术研发""农业面源和重金属污染农田综合防治与修复技术研发""全球变化及应对""云计算和大数据""增材制造与激光制造"和"先进轨道交通"。其中，生物医药领域占据 4 项，精准医学排在首位，表明政府对精准医学研究工作的重视，也标志着国家层面对精准医学的战略布局正式启动，具有里程碑意义。

健康事业的发展与政策紧密相关，精准医学迅速、健康地发展离不开政策的推动和扶持。国家针对"看得起、看得好、看得上、少生病"4 个需求，从 5 个方面开展健康保障科技工程——医药产品国产化、前沿技术临床转化、疾病诊疗规范化、医疗服务协同化、健康服务个性化,并结合科技创业者行动、百万医师基层服务创业行动、新型服务模式创业行动、中药大健康产业创业行动等,实现"提升全民健康水平,实现全面小康社会,发展健康产业,促进经济转型"的战略目标。这 5 个方面,即体现了中国"精准医学"涵盖的内容。

医药产品国产化——加快先进医疗器械进口替代,降低诊疗成本。

我国医疗器械起步较晚,发展严重落后于药品,行业集中度低,中高端进口依赖度高。2012 年,我国医疗器械销售规模仅为约 1 700 亿元(包括体外诊断),只有处方药的 23%,远低于全球 47% 的平均水平。我国持有《医疗器械经营许可证》的企业约 1.6 万家[2],但 90% 的企业收入规模在 1 000 万~2 000 万元,国内中高端医疗器械进口金额约占全部市场的 40%,进口品牌大约占据国内中高端市场的 70%。

2014 年以来,医疗器械国产化进程出现加速态势,一方面在于我国加快了在政策上对医疗器械自主创新以及国产化的扶持力度。2014 年 2 月,国家食品药品监督管理总局发布了《创新医疗器械特别审批程序(试行)》[3],在确保上市产品安全、有效的前提下,针对创新医疗器械设置了审批通道。5 月,为推进国产医疗设备发展应用,促进相关产业转型升级,拉动经济增长,降低医疗成本,国家卫计委规划司委托中国医学装备协会启动第一批优秀国产医疗设备产品遴选工作[4]。另一方面,生产企业在产业和企业层面经过多年的积累,技术水平和服务质量也在不断提升,已经在部分领域逐步建立起一定的核心竞争力,初步具备从低端向中高端突破的实力,医疗器械国产化将向中高端领域深入。

前沿技术临床转化——发展精准医学等前沿技术,提升诊疗技术水平。

前沿技术临床转化可打破基础研究成果与临床应用间的屏障,一方面能快速、有效地将基础研究成果转化为临床诊疗新方法,另一方面也会大大提高药物的综合临床价值。我国在前沿技术临床转化方面具有诸多优势:一是我国有着世界上最多的人口和最复杂的疾病谱;二是我国不仅有现代医学,还有中医学,以及中西医结合的重要路径;三是我国拥有丰富的药学资源;四是我国拥有举国体制优势,有了国家层面的支持,在发展资金和人才资源上可以获得有力保障。

我国科技部、卫计委、教育部及各地政府部门均很重视前沿技术临床转化发展,虽然此方面研究在我国起步较晚,但发展迅速。我国已在生命科学领域的一些前沿科学技术方面,如基因组、代谢组、蛋白质组、高通量生物芯片等,取得了一系列的重大成果,完成了技术积累,建立了先进的研究平台。我国的政策也在鼓励整合基础与临床研究,推动科研机构和企业实体共同协作,促进研究成果转化,并尽早进入临床实践,以提升诊疗技术水平。

疾病诊疗规范化——提高基层规范化诊疗水平,提高基层医疗水平。

由于各个医生对疾病的认知不同,使其在临床诊断和治疗方面存在着一定的偏差,同样的患者、同样的临床资料在不同的医院和医生手里可能会得到截然不同的治疗方案,这在一定程度上造成疾病治疗的不规范。如何根据患者的实际情况,制订合理的个体化治疗方案,是摆在每个医生面前必须解决的紧迫问题。在精准医学时代,我们需要提高疾病规范化诊疗水平,保障医疗质量和医疗安全,改善医疗服务,"精准医学,规范前行"。

基层医疗卫生机构是为群众提供健康服务的最前沿。我国基层医疗单位的基础设施建设仍处于非常落后的状态,诊疗水平也满足不了老百姓的看病需求。因此,基层医疗机构被迫处于整个医疗体系的边缘地带,很难发挥它应起的作用。国家卫计委针对以上问题采取了一系列的措施推进深化医药卫生体制改革,包括落实基层医疗卫生机构基本建设、设备购置经费;推进基层人事分配制度改革,强化绩效考核,调动基层医务人员积极性;加快推进分级诊疗制度建设,提高基层规范化诊疗水平,以加强基层医疗建设[5,6]。

医疗服务协同化——优化医疗服务模式,改善就医难题。

"看病难、看病贵"是我国社会面临的热点问题之一。我国医疗资源紧缺具有相对性,我国城市分布着大量的卫生服务中心和县级医院,但是民众对基层医疗信心缺失导致大医院看小病、看常见病,人满为患。要从根本上解决这个问题需要政府的正确引导、民众的积极响应、医院的全力配合及医疗企业的技术攻坚。早在2013年党的十八届三中全会上《中共中央关于全面深化改革若干重大问题的决定》[7]中就明确要求充分利用信息化手段,整合公共卫生服务资源,完善分级诊疗模式,创新医疗协同机制,为全面建成小康社会起到积极的保障作用。党的十八届三中全会为我国的医改事业做了顶层设计并指明了方向,加上政府机构的强力推行,医疗服务协同化作为利国利民的民生工程已经在我国得到了高度重视以及大力支持。医疗卫生行业服务体系的"方便"与"高效"必将推动新型现代医疗健康服务的发展。

健康服务个性化——加快培育大健康产业,带动经济增长。

促进健康不仅能直接创造生产力,更和经济发展相辅相成、紧密互动。2015 年 9 月,国家卫计委全面启动《健康中国建设规划(2016—2020 年)》编制工作。站在国家战略规划的高度,以人的健康为中心,正式实施"健康中国"战略并融入经济社会发展政策之中,通过一系列综合性的政策举措,实现健康发展的目标。然而我国的"大健康"产业水平与美国、日本甚至很多发展中国家相比,还处于起步阶段。有研究报告显示,美国的健康产业占 GDP 比重超过 15%,加拿大、日本等国健康产业占 GDP 比重超过 10%,而我国的健康产业仅占 GDP 的 4%~5%。实施国民健康战略不仅会带动药品与医疗器械生产研发企业、医疗服务业、健康保险业、养老产业及互联网医疗等行业的兴起,也在涉及环保、食品安全等与健康生活息息相关的领域孕育了新的市场机会,在"健康中国"的背景下,我国与"大健康"相关的产业有望进入迅猛发展期,成为未来重要的经济增长点。

7.2　具有国际竞争力的研究平台和人才队伍

通过国家"973"计划、国家"863"计划、国家科技支撑计划、国家科技重大专项、国家自然科学基金等项目的支持,我国近 30 年来在基因测序、疾病发病机制、临床疾病分子分型与诊治标记物、药物设计靶点、临床队列与生物医学大数据等方面发展迅速,形成了一批具有国际竞争力的研究团队,特别是我国的基因测序能力和蛋白质组学研究居国际领先地位,这为我国开展精准医学研究奠定了人才和技术基础。

7.2.1　具有国际竞争力的研究平台

目前,我国基因组学和蛋白质组学研究处于国际前沿水平。

早在 20 世纪 80 年代末,国家"863"计划支持开展了早期的人类基因组研究计划项目。1999 年 9 月,我国参加了人类基因组计划,是继美、英、日、德、法之后第 6 个国际人类基因组计划参与国。自 1998 年起,国家相继成立了人类基因组南方研究中心、国家人类基因组北方研究中心和北京华大基因研究中心,开展了一系列大型科学研究项目,如人类基因组测序、国际人类单体型图计划、国际千人基因组计划、人肠道元基因组研究计划、国际大熊猫基因组计划等,大大推动了我国基因组学的发展,奠定了我国基因组学在国际上的领先地位。

1998 年国家自然科学基金委设立重大项目"蛋白质组学技术体系的建立",启动了我国蛋白质组学的研究。2001—2004 年间,国家"973"项目、国家"863"项目、国家科技攻关项目、国家"重大专项"等关于蛋白质组学的项目相继启动,促使我国蛋白质组学研究队伍不断壮大、学科快速发展。2002 年,中国科学家团队提出了"人类肝脏蛋白质组计划"(Human Liver Proteome Project,HLPP)[8],这是国际上第一个人体组织/器官的蛋白质组研究计划,在计划中提出了蛋白质组"两谱(表达谱、修饰谱)、两图(连锁图和定位图)、三库(样本库、抗体库和数据库)"的科学目标,获得国际蛋白质组学领域科学家的认同与响应,*Nature*、*Science* 和 *Nature Biotechnology* 等杂志相继高度评价了此项计划[9-11],人类肝脏蛋白质组计划成功建立了国际上第一个系统化人类健康肝脏蛋白质组表达谱。目前,我国已建立具有国际先进水平的、高通量、高灵敏度的蛋白质组学研究技术平台,我国中长期科技发展规划已明确将蛋白质组研究列为我国重要的战略发展领域之一,国家将对蛋白质组研究予以更大力度的支持。

除此之外,我国部分疾病临床资源丰富、病种全、病例多、样本量大,这些为我国开展精准医疗提供了强大的基础性资源平台。

7.2.2　具有国际竞争力的人才队伍

如果没有人才作支撑,我国便无法推动精准医学。其中,首要的问题是如何遴选具有国际水准的人才为我们所用,同时又培养出自己本土的人才。重视基础教育,形成创新人才梯队的培养体系,我国才有可能进行精准医学的创新。

近年来,我国先后出台了一系列人才队伍建设的政策措施,建立了以两院院士、有突出贡献专家、享受政府特殊津贴专家为标志的高层次人才选拔和激励制度;实施了以"百千万人才工程""长江学者""杰出青年科学基金"为标志的学术技术带头人培养及资助制度以及博士后、海外留学人员、国家重点实验室等人才制度[12]。

我国的专业技术人才在科技进步和社会发展中作用显著,在开展重大科研项目攻关和重点工程建设方面取得了显著成绩,在开发国防尖端技术和破解关系国计民生重大问题方面做出了突出贡献,在推进高新技术产业化和理论创新、制度创新、科技创新、文化创新等方面发挥了重要作用[13]。

《国家中长期人才发展规划纲要(2010—2020 年)》对更好地实施人才强国战略、加快建设人才强国进行了全面部署,我国专业技术人才队伍建设工作要以高层次创新型人才为重点,科学规划、深化改革、重点突破、整体推进,为实施人才强国战略提供有力的人才保障。

7.3 科学的管理体系

科技发挥着非常重要的支撑引领作用,我国对科技越来越重视。党的十八大,特别是十八届二中、三中、四中全会以来,中央对科技体制改革和创新驱动发展做出了全面部署,出台了一系列重大改革举措。深化科技体制改革是全面深化改革的重要内容,是实施创新驱动发展战略、建设创新型国家的根本要求[14]。

7.3.1 国家科技体制改革

2015 年 9 月 24 日,中共中央办公厅、国务院办公厅印发了《深化科技体制改革实施方案》(以下简称《方案》)[14],并发出通知,要求各地区各部门结合实际认真贯彻执行。《方案》从市场导向、科研体系、人才培养、成果转化、科技金融、治理机制等 7 个方面对实施科技体制改革进行了全面具体的部署。《方案》提出,到 2020 年,在科技体制改革的重要领域和关键环节取得突破性成果,基本建立中国特色国家创新体系[14],进入创新型国家行列。

7.3.2 新型科技体制的优势

新的科技体制以增强自主创新能力、促进科技与经济紧密结合作为根本目的,强化创新成果同产业对接,创新项目同现实生产力对接,研发人员创新劳动同其利益收入对接,更利于激发科研人员的创新力。

科研院所和高等学校是源头创新的主力军。新的科技体制按照中央财政科技计划管理改革方案,实施“高等学校创新能力提升计划”(2011 计划),建设一批世界一流大学和一流学科,增强其原始创新和服务经济社会发展能力,明确部门分工,强化责任担当,利于构建更加高效的科研体系。

新的科技体制坚持引进来和走出去相结合,开展全方位、多层次、高水平的国际科技合作与交流,深入实施“千人计划”“万人计划”,加大先进技术和海外高层次人才引进力度,充分利用全球创新资源,以更加积极的策略推动技术和标准输出,有利于提升我国科技创新的国际化水平[14]。

7.4 精准医学发展的3个关键性问题

7.4.1 资源(包括数据)的共享

科学数据是信息时代最具有推动能力和应用能力的一种科技创新资源,能够满足科技进步与创新、社会发展、经济增长和国家安全等多种需求[15]。精准医学的实现需要采集和分析大量的数据来量化个体患者,主要的数据类型包括基因序列、基因表达、蛋白质表达及医学图像数据等。

20世纪90年代,科学家花费10年时间、近30亿美元获得了第一个人类基因组图谱;而今天,完成一个个人基因组测序不到一天时间,费用低于1000美元。自人类基因组计划完成以来,以美国为代表,世界主要发达国家纷纷启动了生命科学基础研究计划,如国际千人基因组计划、DNA元件百科全书计划、英国10万人基因组计划等。这些计划引领生物数据呈爆炸式增长,目前每年全球产生的生物数据总量已达EB级,生命科学领域正在爆发一次数据革命,生命科学某种程度上已经成为大数据科学。整合离散的海量数据资源,建立健全数据资源的共享管理机制,发挥和充分挖掘科学数据的创新价值,是增强科技自主创新能力的有效途径,是信息时代全球科技发展的必然选择。对于生物医学大数据的有效管理和利用是使其体现出巨大科学与产业价值的关键,同时也是大数据应用的技术瓶颈[15]。

目前,发达国家在生物大数据领域的技术和应用已远远走在前面。20世纪80—90年代,美国、日本、欧洲等发达国家和地区已建立起世界三大生物数据中心——美国国家生物技术信息中心、日本DNA数据库和欧洲生物信息研究所,并已具有相对成熟的管理机制,掌握并管理全世界的生物数据和知识资源,目前处于垄断地位[16]。

我国具有丰富的生物样本资源,但是由于我国的生物大数据还处于发展的初期阶段,导致我国产生的许多科研数据资源不得不提交至上述数据中心,造成投入大量的资金与人力产生的生物数据严重流失,严重威胁我国生物数字主权。为了更加有效地管理与利用生物医学大数据,实施科学数据共享,推动我国的科技自主创新,减少科技领域的资源浪费,科技部已经率先启动面向精准医学大数据管理和服务需求的"生物大数据开发与利用关键技术研究""云计算和大数据"[1]等重大研究计划,积极建设"组学大数据中心和知识库""疾病大数据处理分析与应用""基于区域医疗与健康大数据处理分析与应用"等国家级的研究中心和技术联盟。此外,我国已经研制出稳定高性能和高并行化的超级计算机,并掌握了高输入输出的分布式存储技术。我国有条件发挥后发优势,尽快满足精准医学快速发展所面临的数据和分析的需求。

7.4.2　生物样本的共享

谁拥有生物样本资源,谁就掌握医学科技的主动权,谁就能占据医学竞争的制高点[17]。生物样本库是融合生物样本实体、生物分子信息及样本表型数据的综合资源,对于开展人类疾病预测、诊断、治疗研究具有不可替代的重要作用。我国疾病生物样本资源极其丰富[18],是任何一个国家无可比拟的。目前,我国国家基因库已经拥有3 000万份人、动植物和微生物样本,被称为世界级的生物样本库和组学数据库。然而,我国的生物样本库仍呈分散、独立、无序的状态,共享机制在国内迟迟未能建立。

生物样本库与传统生物资源保存最根本的区别是样本的信息化,生物样本库绝不仅限于储存,更重要的含义是资源的应用和共享,建设现代生物样本库的目的也是如何把生物样本资源转化或翻译成可以共享的数据信息资源,利用庞大和详细的样本数据为人类健康服务。

如果生物样本库信息数据不能整合共享,那么精准医学的发展将会受到极大的制约。《"十二五"生物技术发展规划》中,明确要求要建设国家生物信息科技基础设施——国家生物信息中心,包括生物信息库和大型生物样本资源库及共享服务体系,说明我国已经重视生物资源,并且加大了样本库的建设[19]。因此,建立一个网络化的样本共享公共平台,囊括多家单位的生物样本库信息,可以实现样本临床数据、科研数据即时反馈,从而促进科研合作共享,提高样本的使用效率,是精准医学发展的关键性问题之一。

7.4.3　法律法规的问题

精准医疗是以个体化医疗为基础的医疗模式,涉及个人隐私、遗传信息、伦理道德与大量生物数据。如何保护患者的隐私及生物数据的安全性是精准医疗发展需要解决的一个关键问题。长期以来，我国法律跟不上科研的发展，因此，建立统一的行业规范标准，完善相关法律法规及监管制度，加强研究者和医生的自律性是精准医疗健康发展的前提保障。

精准医学的发展离不开伦理的监控。作为全新的医学模式，精准医学在医学伦理方面面临新的挑战。首先，精准医学需要大规模 DNA 测序产生海量"意义不明的变异（variant of undetermined significance，VUS）"数据，受目前医学研究的发展所限，"意义不明的变异"的解读及所使用的相关性研究数据仍存在大量的不确定性，当目前意义不明的变异的临床意义得到明确后，是否重新联系并告知患者及遵循何种原则来判定是否告知患者，由此所带来的伦理问题与道德法律责任都缺乏规范和指导。其次，现行的测序技术缺乏测序分析准确性的统一标准，这种非靶向性检测产生无法预测结果的不确定性远远超出传统的临床医学或医学遗传学的知情同意所涉及的范畴。最后，按照精准医学发展划分的两个阶段，"近期"目标主要在肿瘤方面，"远期"目标在糖尿病、心血管疾病等慢性疾病方面，在公共资源尚不充裕的情况下，在短期内将大量的资源投入到肿瘤学研究中，势必会对医疗资源配置的公平性构成挑战。因此，实现精准医学的必备条件之一是必须在项目开始之初就将研究所涉及的伦理学、法律及社会议题纳入讨论并加以厘清，建立完善的精准医学伦理学框架，为精准医学的发展营造良好的生态环境。

共享的数据会涉及患者隐私、专利保护、商业利益、国家机密等问题。在数据共享方面，主要面临四个问题。一是数据安全问题。高级、可持续的网络安全威胁正在成为常态，原理复杂、攻击性极强的漏洞正在以很便宜的价格流入黑市，黑客攻击、病毒等传统的网络安全问题不断向大数据领域渗透，需要政府加强保护网络安全，使网络整体安全形势得到有效提升。二是数据滥用问题。在不少公司、实验室和政府机构，"数据"被捧为 21 世纪新型"石油"，一些所谓的数据科学家从中获利丰厚。欧盟对于个人数据的保护上升到人权的高度，这在全球是独一无二的。中国现有的个人数据保护处于摸索阶段，具体规定零散分布在不同的法律法规中。科学合理地分享个人数据，根据不同的情况，选择个人数据公开的范围及数据的敏感度，使公民既享受到大数据带来的便利，又能维护个人信息的安全。三是大数据核心技术缺乏自主可控问题。在信息化与工业化的融合上升到国家战略高度时，要确保信息安全必须多管齐下，其中关键一点就是要研发具有自主知识产权的软件产品。随着全球经济一体化的深入发展，国与国之间的竞争越来越激烈,信息技术与应用作为促进国民经济和社会发展的重要力量,对国家综合实力具有重要的影响。在国际信息安全形势越来越严峻的今天,政府、企业、行业用户、信息安全厂商等社会各方更需要加强信息安全建设,增强信息安全自主控制权,大力推行基于国产化的安全可靠平台[20]。四是数据主权和权属问题。数据主权是大数据保护的首要原则,数据作为国家的重要战略资源,事关个人安全、社会安全和国家稳定。各国在经济发展、国家建设、社会稳定等方面对数据资源的依赖越来越大,对数据的占有和利用成为国家间竞争和博弈的关键力量。在数据安全保护上,一方面要有高性能的互联网架构,实现高效率的存储和传输;另一方面要注意数据的隐私和安全,通过数据加密、屏蔽隐私数据等技术手段和国家层面法律法规的约束和引导才能得到保证[21]。国家正积极推动出台《网络安全法》,并抓好落地实施,积极推进《电信法》立法进程。

参考文献

［1］科技部.科技部关于发布国家重点研发计划精准医学研究等重点专项 2016 年度项目申报指南的通知［EB/OL］.（2016-03-07）［2016-04-14］. http://www. most. gov. cn/mostinfo/xinxifenlei/fgzc/gfxwj/gfxwj2016/201603/t20160308_124540. htm.

［2］国家食品药品监督管理总局.食品药品监督统计年报［EB/OL］.（2011-11-02）［2016-04-14］. http://www. sda. gov. cn/WS01/CL0108/66530. html. 2011-11-02/2016-04-14.

［3］国家食品药品监督管理总局.食品药品监管总局关于印发创新医疗器械特别审批程序（试行）的通知［EB/OL］.（2014-02-07）［2016-04-14］. http://www. sda. gov. cn/WS01/CL0845/96654. html.

［4］国家卫生和计划生育委员会.第一批优秀国产医疗设备产品遴选工作启动［EB/OL］.（2014-05-26）［2016-04-14］. http://www. nhfpc. gov. cn/guihuaxxs/s3586/201405/376235467c8c4a95a4194e08da109e2c. shtml.

［5］国家卫生和计划生育委员会.深化医药卫生体制改革 2014 年工作总结和 2015 年重点工作任务［EB/OL］.（2015-05-09）［2016-04-14］. http://www.nhfpc.gov.cn/tigs/s7846/201505/1bd2b4f6ab87448b84a6cce2a83d8730. shtml.

［6］国家卫生和计划生育委员会.国家卫生计生委关于印发 2016 年卫生计生工作要点的通知［EB/OL］.（2016-01-19）［2016-04-14］. http://www. nhfpc. gov. cn/bgt/s7692/201601/5372ab1bbd3247aabc9e2a7d5fa6fa3f. shtml.

［7］新华社.中共中央关于全面深化改革若干重大问题的决定［N］.人民日报,2013-11-16(001).

［8］He F. Human liver proteome project：plan, progress, and perspectives［J］. Mol Cell Proteomics,2005,4(12)：1841-1848.

［9］Cyranoski, D. China takes centre stage for liver proteome［J］. Nature,2003,425(6957)：441.

［10］Service R F. Proteomics. Public projects gear up to chart the protein landscape［J］. Science,2003,302(5649)：1316-1318.

［11］Jia H, Louët S. China pushes liver proteomics［J］. Nat Biotechnol,2004,22(2)：136.

［12］张炳照,李飞.我国人才安全问题探析［J］.中央社会主义学院学报,2009(2)：99-102.

[13] 吴江.建设世界人才强国[M].北京：党建读物出版社,2011.

[14] 新华社.中共中央办公厅、国务院办公厅印发《深化科技体制改革实施方案》[EB/OL].(2015-09-24)[2016-04-14].http://www.gov.cn/guowuyuan/2015-09/24/content_2938314.htm2015-09-24/2016-04-14.

[15] 傅小锋.关于促进科学数据共享管理的一些思考[J].中国基础科学,2006,8(6)：17-19.

[16] 万跃华,何立民.网上生物信息学数据库资源[J].情报学报,2002,21(4)：497-512.

[17] 詹启敏.精准医学：我国医学发展的历史机遇[N].中国科学报,2015-12-22(7).

[18] 张雷,李海燕,范可方,等.生物样本库与转化医学研究[J].转化医学研究(电子版),2011,1(2)：44-55.

[19] 张翔,谢琪,王斌,等.国家中医药临床研究基地生物样本库建设初探[J].世界中医药,2014,9(4)：497-500,503.

[20] 于小雅.只有向前没有退路的信息安全[J].中国建设信息,2014(4)：10-13.

[21] 李艳明,杨亚东,张昭军,等.精准医学大数据的分析与共享[J].中国医学前沿杂志(电子版),2015,7(6)：4-10.

8 精准医疗在实施过程中的原则及要点

精准医疗在实施过程中的原则主要体现在五个方面：需求向导,突出特色;顶层设计,分步实施;交叉融合,协同创新;创新机制,营造环境;集成资源,实现共享。中国精准医疗计划的实施,首先应瞄准重大疾病防治和人口健康保障的需求,依据我国特有的疾病谱及目前发病率高、危害严重的重大疾病开展精准医疗研究,依据战略专家组对我国精准医疗的顶层设计逐步落实,分步实施。精准医疗在实施过程中的要点有两方面。一是在临床诊治过程中,临床决策是关键。二是精准医疗对医生提出了更高的要求。尤其是医学人才的培养,应强化临床实践教学,着力提升学生的临床思维能力和操作能力;同时也要注重对临床医生进行继续教育,提升精准诊疗水平。总之,中国的精准医疗计划具有中国特色,实施成果将带动医疗模式的更新和健康产业的发展。新的医疗模式对技术、管理和医生提出了更高的要求,必将促进我国医疗整体水平的提高。

8.1 精准医疗在实施过程中的原则

8.1.1 需求向导,突出特色

中国精准医疗计划的实施,首先应瞄准重大疾病防治和人口健康保障的需求,依据我国特有的疾病谱及目前发病率高、危害严重的重大疾病开展精准医疗研究。

近 20 年来,我国癌症发病和死亡一直都呈上升趋势。据全国肿瘤防治研究办公室 2014 年数据显示,目前我国每年癌症新发病例约 350 万,死亡病例约 220 万。虽然我国癌症年发病率与全球平均水平基本持平,但病死率却大大高于全球平均水平,究其原因是由于我国的肿瘤患者发现较晚,预后效果差,存活率低。而且一旦家庭出现肿瘤患者,因病致贫,给家庭造成严重的经济负担,同时也是社会人力资源丧失及经济损失的主要原因之一,我国每年因癌症造成的经济损失超过1 000亿元。我国的癌症发病具有明显的本土特色,上消化道癌症发病率持续较高,肺癌、结直肠癌等发病率不断上升。男性发病率前3位的癌症依次是肺癌、胃癌、肝癌;女性发病率前3位的癌症依次是乳腺癌、肺癌、结直肠癌。男性病死率前3位的癌症依次是肺癌、肝癌、胃癌,女性病死率前3位的癌症依次是肺癌、胃癌、肝癌。我国目前有四种癌症的病死率高居世界第一:肺癌、胃癌、肝癌、食管癌。其中肝癌和食管癌的死亡超过了世界的50%。癌症已成为影响我国民众健康的第一杀手[1]。此外,我国慢性病风险因素普遍流行,潜在危险人群不断增加,加上老龄化社会的到来,未来我国将面临慢性病"井喷"风险[2]。传染性疾病如艾滋病在我国的感染人数达80多万,活动性结核病患者550多万[3]。

针对具有中国特色的重大疾病,在世界范围内没有现成的研究成果可以共享,只能依靠我国丰富的高发病例资源,以精准医疗为手段,研究具有本国特色的诊断技术和治疗方法。

8.1.2 顶层设计,分步实施

自精准医学的概念提出以后,国家主管部门对此做出了迅速反应和部署。首先召开了精准医学战略专家会议,将精准医学纳入国家"十三五"重大科技计划。随后发布了第一批肿瘤诊断与治疗项目高通量基因测序技术临床试点单位名单、《药物代谢酶和药物作用靶点基因检测技术指南(试行)》和《肿瘤个体化治疗检测技术指南(试行)》。以上努力对精准医学在中国的迅速发展具有积极的引导作用。由国内科学研究、政策研究等领域的顶尖专家和学者组成了战略专家组,在广泛征求意见的基础上,对我国精准医疗计划进行了顶层设计。计划以贯彻创新驱动发展战略为指导思想,以我国重大疾病防治和人口健康需求为导向,结合生物医药和健康服务等新兴产业的发展,在政府部门引导和社会力量推动下,聚焦科技支撑和体系建设,力争提升自主创新能力,引领世界精准医学的发展。

中国的精准医疗计划在总体目标的基础上,将逐步落实,分步实施。第一步:2016—2020年,用五年时间,在重点研发计划中实施"中国精准医学"科技专项,开展恶性肿瘤、高血压、糖尿病、出生缺陷和罕见病的精准防治治疗;使我国精准医学研究和临床水平位于国际前沿,部分具有中国特色的疾病诊疗水平引领国际发展;针对某种肿瘤、心脑血管疾病、糖尿病、罕见病摸索出精准治疗方案,并将治疗方案在全国示范推广。第二步:2021—2030 年,用 10 年时间,力争使我国的精准医疗实现创新突破并在临床应用;研究制定疾病的诊疗标准和指南;在精准医疗试点地区,将肿瘤早诊率由目前的 20% 提高到 40% 以上;遏制新生儿出生缺陷率上升趋势,将发生率由 5.6% 降低到3.0% 以下;主要心血管疾病的病死率和致残率降低 10%。

8.1.3 交叉融合,协同创新

精准医疗的实施包括很多内容,重点有六个方面。一是体系建设。精准医疗体系包括精准诊断、精准治疗和精准药物[4]。精准诊断是通过基因测序获得患者的分子生物信息,利用大数据对其进行分析整理,得出个体化诊断报告。精准治疗是医生以个体化诊断报告为依据,为患者量身定制有针对性的治疗方案。精准药物则是针对患者特异性基因差异研发靶向治疗药物。二是基础研究。精准医疗必须以基因测序、蛋白质组学等基础研究为支点,才能得以开展,基础研究的飞速发展,将为精准医疗注入新鲜血液。三是技术研发。这里的技术具体指基因测序技术、生物信息技术、计算机技术及医学诊断技术。新的技术和方法能够加速基因测序,新技术的进步是精准医疗得以实施的基石。四是临床转化。根据临床实践引出研究假设,通过科学研究获得诊治的新方法和新策略,到临床加以验证后,再由科学研究得以完善,这一过程将对临床疾病的诊治给予指导。精准医疗中的临床转化将会更为有效。五是产业培育。精准医疗的测序、诊断和治疗,将带动新药制造、测序设备和医疗器械的自主研发,培育新兴企业,为健康产业带来生机和活力。六是示范推广。疾病诊断和治疗方案、临床操作指南等精准医疗的成果将以讲座、报告、培训等方式加以推广,使其得到广泛应用。

精准医疗的基础研究以基因测序、蛋白质组学等研究为支点。精准医疗的诊断分析以医学影像和大数据为手段,精准医疗的治疗以新药研发和生产企业为依托,在这个链条中涉及科研、医疗、IT、制药、管理等多家单位和企业,需调动全国优质的医疗资源、科技资源和产业平台共同参与,各环节只有相互融合、协同创新,才能共谋发展。

8.1.4 创新机制,资源共享

精准医疗是医学科研的前沿,是实现人民健康的迫切需求,精准医疗要得以实现需要大量的生物样本以及健康医疗大数据。谁掌握生物样本资源,谁就拥有医学研究的主动权[5]。随着精准医学的推进,健康医疗大数据成为大家热切关注的主题,但是我国目前的医疗数据资源无法实现共享,单位之间、地区之间缺乏真实有效的合作机制,资源的利用共享更是难以实现[6]。2016年6月8日,国务院常务会议审议通过了《关于促进和规范健康医疗大数据应用发展的指导意见》(以下简称《意见》),《意见》从三个方面明确了今后我国健康医疗大数据应用的方向和原则:一是按照安全为先、保护隐私的原则,优先整合利用现有资源,建设统一权威、互联互通的国家、省、市、县四级人口健康信息平台,实现部门、区域、行业间数据开放融合、共建共享;二是集成医学大数据资源,构建临床决策、疾病诊断、药物研发等支持系统,拓展公共卫生监测评估、传染病疫情预警等应用;三是制定完善法律法规和标准,建立健康档案等基础性数据库,规范居民健康信息服务管理,严格健康医疗大数据应用准入,建设实名认证等控制系统,保护个人隐私和信息安全。若想使精准医疗有所发展,进而推动疾病诊疗模式的改变,需要整合科研、医院、患者、企业、管理甚至金融投资等各方面的优势资源[7]。因此,必须建立持续、统一、开放、联合的精准医疗研究和管理机制,才能凭借病种资源优势,发挥精准医疗特点,使我国医学科学发展乘势而上。

8.1.5 建立制度,支撑监管

健康医疗大数据在收集、整理和利用的过程中,必然会涉及患者的个人资料、遗传信息等隐私,所以,对患者的个人信息和检测结果加以保护是对数据进行利用的前提。在精准医疗服务模式下,生物信息技术及大数据被广泛应用,如何保护患者的数据隐私,如何保障信息的储存安全;如何处理基因的伦理问题,目前国际上尚未出现较为全面的法律法规或借鉴蓝本。因此,我们不能只是盲目地追逐科学热点,必须在研究成果出现以前,在行业部门、医疗机构、科研机构等各个层面,建立符合国情的监督管理机制,制定切实可行的法律法规,只有研究与监管并行,保护与利用兼顾,才能使健康医疗大数据的研究成果最大限度地适用于临床。

8.2 精准医疗在实施过程中的要点

8.2.1 医生永远是临床决策的主体

在临床诊治过程中,临床决策是关键,而决策的主体是医生。传统意义上的治疗,医生在系统了解患者病情和全身状态的基础上,根据现有的诊断方法和治疗措施,决定采取何种诊断、治疗措施,并判断可能带来的治疗效果及危险与伤害,以最小损害带来最大治疗效果为原则,做出较为正确的诊治选择。精准医疗也是如此。基因测序技术和计算技术的发展,可以帮助医生在短时间内完成临床诊断。但是有了基因检测、分子影像等现代医学手段,不代表所有的疑难杂症就会迎刃而解,虽然大多数疾病可以在基因层面反映出来,但也有部分疾病没有表现出基因的改变。通过现代生物技术获得精准的诊断后,如何对患者进行有的放矢的治疗,是使用分子靶向药物还是抗体药物,或者是抗偶联药物,个体化治疗方案的确定,处方权还是在医生手中。因此,基因检测等现代医学手段为医生提供了更为精准的决策依据。但精准医疗是个系统工程,医生永远是临床决策的主体,技术只是辅助手段,精准医疗将对医生提出更高的要求[8]。

8.2.2 精准医疗将对临床医学人才提出更高的要求

医学是一门实践性很强的科学,医学人才培养具有周期长、分阶段、连续性等特点,合格的、高素质的临床医学人才培养,必须遵循特殊的医学教育规律和人才成长规律。临床医学人才的培养是一项系统工程。作为医生,应具备良好的敬业精神和职业道德,扎实的医学理论知识和临床技能,较强的临床实践能力和临床经验。理论知识主要包括基础医学、临床医学和预防医学等内容,还涉及数学、计算机、心理学等相关学科,主要通过学校教育来实现。而临床实践能力和临床经验,只有在具体的临床诊治工作中不断培养和积累。精准医学时代,对于临床医学人才的培养则有更高的要求,需要以职业素养和临床能力培养作为关键点,积极推进基础理论与临床实践相结合,优化课程体系。例如,在基础理论学习中,增加信息技术、数据分析理论、医学伦理等相关知识,更加注重以能力为导向的学生评价方式,强化临床实践教学,严格临床实习和训练的管理,着力提升医学生临床思维能力和解决临床实际问题的能力。同时,必须注重对临床医生进行继续教育,以学术讲座或学术论坛为依托,帮助医生及时跟进新的疾病诊疗指南、临床路径和干预措施,提升精准诊疗水平[9]。

总之,中国的精准医疗计划具有中国特色,其实施效果是医疗模式的更新和健康产业的发展。新的医疗模式对技术、管理和医生提出了更高的要求,必将促进我国医学科学整体水平的提高。

参考文献

[1] 陈万青,郑荣寿,张思维,等.2012年中国恶性肿瘤发病和死亡分析[J].中国肿瘤,2016,25(1): 1-8.
[2] 梁春琦,石光.我国慢性病挑战与防控对策[J].中华医院管理杂志,2013,29(7):534-537.
[3] 王永怡,王姝,卢福昱,等.2013年感染性疾病热点回顾[J].传染病信息,2014,27(1):1-7.
[4] 范美玉,陈敏.基于大数据的精准医疗服务体系研究[J].中国医院管理,2016,36(1):10-11.
[5] 詹启敏.精准医学:我国医学发展的历史机遇[N].中国科学报,2015-12-22(7).
[6] 俞毅.精准医疗重构医疗服务[J].软件和集成电路,2015(12):18-20.
[7] 杨春华,王天津,黄思敏,等.支持精准医疗的国外临床决策支持系统[J].中华医学图书情报杂志,2016,25(2):14-19.
[8] 何明燕,夏景林,王向东.精准医学研究进展[J].世界临床药物,2015,36(6):418-422.
[9] 韦惠杰.拓展医疗人才培养途径[J].人力资源,2016(6):34-35.

精准医学的临床
应用与健康产业

精准医学指导下的临床疾病诊断与治疗是一种新的医疗模式,它能深刻了解患者本身的遗传和基因组信息,实现对疾病的预测,进而达到预防、诊断和治疗的目的。目前,精准医学指导下的疾病诊断与治疗已应用于恶性肿瘤、复杂慢性病及遗传病领域,实现了对部分患者的个体化治疗。精准医学伴随着医学大数据分析能力的迅速提高和移动健康监测产品的不断出现,已对健康产业产生了重大影响。目前精准医疗已涉及多个领域,如产前检查、部分疾病筛查及体外诊断等。

9.1 精准医学指导下的临床疾病诊断与治疗

随着整体社会医疗费用的不断攀升,国家和地方政府的医疗经费负担不断加重,许多家庭也因病致贫、因病返贫。因此,实现疾病的精准诊断和治疗具有重要意义。精准医学指导下的疾病精准诊断和治疗包括了技术层面对患者病情的快速、准确把握及有效的疾病控制和治疗,还包括诊疗成本的效益最大化,去除无意义甚至对患者有害的诊治措施等。

精准医学指导下疾病的精准诊断和治疗可分为精准疾病信息诊断管理系统和精准疾病优化治疗管理系统两部分。精准疾病诊断依赖于诊断技术的创新和发展,包括了诊断仪器、分析技术等纯技术因素和个体化医学理念等。同时还需要在现代医学信息学的研究成果基础上,建立精准疾病信息诊断管理系统,使医生能够分析海量病情数据,精确判断其临床意义,准确地把握患者的病情,做出明确诊断。

精准医学指导下疾病的精准诊断和治疗可最大限度地减少诊断的模糊性和降低误

诊率，为临床治疗方式的选择提供翔实、可靠的依据。精准优化治疗管理系统同样也依赖于治疗技术的发展。在循证医学研究的基础上，结合个体化治疗理念，制订出具有最佳治疗效果和最优医疗成本效益比的个体化治疗方案。

美国总统奥巴马在2015年1月发表的国情咨文中提出"精准医学计划"时讲到了3个精准医学治疗的例子，以欧裔中发病率最高的囊性纤维化（cystic fibrosis，CF）作为单基因病或其他罕见病的例子，把糖尿病作为常见复杂疾病的例子，而把癌症列为"重中之重"[1, 2]。其实这3个例子对应的疾病种类可以分为遗传性疾病、复杂慢性病和恶性肿瘤，精准医学在这3类疾病的诊断与治疗中将发挥越来越大的作用。

9.1.1 精准医学指导下的恶性肿瘤诊断与治疗

在肿瘤治疗领域，恶性肿瘤作为目前最难攻克的疾病之一，困扰着很多肿瘤患者，给社会带来了重大的经济负担和精神压力。每个肿瘤患者的家庭背后都有无尽的辛酸与痛苦，因此亟须研究出更好的治疗方法及手段，提高广大恶性肿瘤患者的生存质量及生活水平。肿瘤治疗手段复杂多样，如手术、化疗、放疗、生物治疗、中医药治疗等。随着治疗技术的迅速发展，肿瘤治疗已进入"精准医学时代"。"精准医学"能够提高肿瘤患者的生存率和生活质量，因此越来越受到大家的重视。

精准医学指导下的恶性肿瘤的早期诊断和治疗，是以个体基因检测的肿瘤个体化差异为基础进行治疗。传统药物治疗恶性肿瘤由于没有考虑到个体基因的差异性，在用药效果上会产生很大的差异。个体基因检测可以帮助医生基于基因分析选择潜在的靶向治疗药物[3]。

2015年3月27日，国家卫计委医政医管局发布了第一批肿瘤诊断与治疗项目高通量基因测序技术临床试点单位名称。6月1日，美国临床肿瘤学年会新闻发布会宣布了两项致力于扩展"精准医学"范畴的临床研究计划——NCI-MATCH和TAPUR，这两项研究计划相继于2015年7月与2015年年底启动患者招募，或将给携带特定基因突变的恶性肿瘤患者带来靶向治疗的新希望。美国国家恶性肿瘤研究所代理所长Doug Lowy如是评价NCI-MATCH研究："它堪称一项独特的突破性试验，它是肿瘤领域内首个蕴涵所有'精准医学'理念的有益临床尝试，未来极有可能改写恶性肿瘤治疗。"

近年来，我国对于一些肿瘤治疗相关靶点的检测和诊断治疗制定了共识，这对规范临床诊断和治疗发挥了重要作用。刘彤华曾指出："诊断分子病理学将成为病理医师实际业务不可缺少的手段,所以对于一些常用的分子诊断技术⋯⋯应该熟悉其原理和熟悉其技术[4]",这样才能为临床精准治疗提供可靠依据。在精准医学时代下,病理科不仅是诊断科室,也是治疗科室的一个组成部门。病理医师应改变观念,树立"以治疗为中心的疾病诊断"的理念,与临床医师及其他相关人员积极互动、加强沟通,应成为多学科医疗团队中的重要成员,只有这样才能保证做出符合临床需要的精准诊断[5]。

精准医学指导下肿瘤诊治的分子生物学基础是患者的遗传学信息,主要包含了五个方面的遗传学变异:①单个碱基的突变,如 *EGFR* 基因突变;②DNA 大段缺失,DNA 的缺失可能导致那些阻止或控制恶性肿瘤发展的基因缺失;③额外的基因拷贝(即基因扩增),如乳腺癌 *HER2* 基因扩增;④基因突变引起的表观遗传学改变,如现在常提到的甲基化、微 RNA;⑤基因重组,如大家非常熟悉的 *ALK* 融合基因等。这五个方面基本上涵盖了目前癌症分子诊断和精准治疗的分子生物学基础。通过检测遗传学方面的变异,就能够预测肿瘤发生、转移的风险,靶向治疗的敏感性,以及化疗药物的耐药性等。

"精准医学"治疗模式相对传统治疗模式具有显著的优势:每一个人都具有自己独特的基因,每一位肿瘤患者所携带的肿瘤基因也不完全一致,即使是同样分型分期的肿瘤,其治疗策略也不完全相同。目前,肿瘤靶向治疗即是"精准医学"的一个体现,在综合考虑患者各项特征的基础上,通过检测肿瘤患者的基因分型,可以针对患者自身特征制订最佳治疗方案,突破传统治疗的局限性。

靶向治疗使更多患者能够在第一时间接受有效治疗,避免患者通过以身试药的方式选择有效方案,也避免了不适用药物带来的严重不良反应,显著降低严重药物不良反应发生率,提升患者的生存期和生活质量,大幅提高治疗效果,缓解疾病发展,延长生命。同时,这不仅增加了患者的治疗信心和配合度,还有效地降低了治疗费用,减轻广大肿瘤患者的经济负担。

实现恶性肿瘤"精准治疗",获取肿瘤的手术组织标本是能获得的第一类肿瘤样本,对手术样本的基因进行检测,有助于术后治疗方案的确定。此外,穿刺活检组织、部分肿瘤患者的血浆和恶性胸腔积液也可以作为替代性样本成为基因检测的样本材料。临床医生可以根据患者的基因检测结果为肿瘤患者选择最佳的靶向治疗药物,调整治疗方案,做到"对症下药",实现医疗资源的最优化利用。

另外,在治疗的过程中随着时间的推移,患者体内的肿瘤细胞可能发生基因水平上

的改变,这些基因突变后肿瘤细胞的基因信息已不同于之前的组织样本,因此可能出现
"耐药"现象,即正在进行治疗的药物发生药效降低或无效的现象。因此,在接受一段时
间的靶向治疗以后,应定期复检,了解疾病进展,提防耐药现象发生。此时可以重新利
用标本进行基因检测,找出耐药的基因,调整治疗方案,避免因继续盲目用药延误疾病
的治疗,造成精神、财力的浪费。

精准医学指导下的恶性肿瘤治疗主要涉及两方面任务。一方面是使传统治疗方法
实现精准化,另一方面是开发新的治疗手段,如"测序指导的免疫治疗"。手术后放疗、
化疗仍是晚期癌症治疗的主要手段,但由于晚期癌症患者的机体耐受性差和治疗本身
的不良反应巨大,亟须采取新的策略以完善治疗措施。测序技术的发展为此提供了突
破的可能性。借助基因组测序数据和大规模队列分析,可以鉴定出放疗、化疗等传统方
法的敏感基因和抵抗基因,从而保证针对不同患者采用不同的治疗策略,一方面提升治
疗效果,另一方面降低治疗的不良反应[6]。

目前,精准医学正逐步应用到临床肿瘤医疗领域。随着基因组学及生物大分子技
术的日渐成熟,"精准医学"模式将使恶性肿瘤的诊断和治疗进入一个新的时代。

9.1.2 精准医学指导下的复杂慢性病诊断与治疗

慢性病是指不构成传染,具有长期积累形成疾病形态损害的疾病的总称。常见的
慢性病主要有心脑血管疾病、糖尿病、慢性呼吸系统疾病等。

慢性病会导致巨大危害,如造成脑、心、肾等重要脏器的损害,从而造成伤残,影响
劳动能力和生活质量。2015 年 4 月 10 日,国家卫计委在例行新闻发布会上发布了《中
国疾病预防控制工作进展(2015 年)》报告,用大量翔实的数据对新中国成立以来,特别
是近 10 年来我国疾病预防控制工作的进展作了回顾总结。报告称:慢性病综合防控工
作的力度虽然在逐步加大,但防控形势依然严峻,脑血管疾病、恶性肿瘤等慢性病已成
为主要死因,慢性病导致的死亡人数已占全国总死亡人数的 86.6%,此前为 85%,而导
致的疾病负担占总疾病负担的近 70%。

作为影响国人健康的重大慢性病,糖尿病的精准医学研究格外受到重视。精准医
学在推动糖尿病诊疗变革方面,已取得初步进展。在精准医学的模式下,患者在就诊时
将首先进行全套生物分子标志物的检测,根据这些基因与分子标志物信息,医生能够对
患者的糖尿病进行精确诊断分类,并预测其并发症,选择对其最有效的疗法,设定最恰

当的治疗目标[7]。

借助基因组学等组学技术与其他先进的医学科学技术,大力发展精准糖尿病医学,将有助于加深对糖尿病病理生理机制与过程的理解,从而使患者的疾病能够在分子水平得到精确分类,并且其进程与并发症可得到准确预测,为精确的治疗方法选择提供依据[8]。精准医学在寻找预测糖尿病的新型血清标志物方面,取得了一系列进展。Flowers 等[9]发现循环 $miR\text{-}193b$、$miR\text{-}22\text{-}3p$、$miR\text{-}320a$、$miR\text{-}375$ 和 $miR\text{-}486$ 这 5 个微 RNA 的表达在胰岛素抵抗与胰岛素敏感的个体中有显著差异,提示这些微 RNA 可能作为早期预测糖尿病的新型血清标志物。而外泌体和微泡也被认为有希望作为早期预测糖尿病的新型标志物[10]。

精准医学推动了糖尿病诊断的发展。在精准医学指导下,基于二代测序技术的单基因糖尿病基因检测将大大提高其诊断的准确性,并已取得较大的进展。例如,已知单基因糖尿病中青少年的成人发病型糖尿病(MODY)存在至少 13 种致病基因,因而分为13 种亚类(MODY1~MODY13)。通过临床观察被怀疑为 MODY 的患者常由医生建议接受单基因糖尿病的基因检测,检测其基因序列在已知 MODY 基因的外显子区域是否存在具有功能的变异,从而确认该患者的 MODY 分型并指导治疗。精准医学为糖尿病患者的生活干预提供了依据。研究发现,来自多个基因(包括 $TCF7L2$、$CDKN2A/B$、$SLC2A2$、$ABCC8$、$ADRA2B$ 等)的多态性位点与 2 型糖尿病患者接受生活方式干预的效果有关[7]。精准医学模式将有力推动生活方式数据采集、分析方法的创新以及大人群研究的组建,将有希望为糖尿病患者干预方法的选择提供可靠依据。

自身免疫病作为一类常见复杂慢性病,其未来治疗也要走精准医学之路[11]。首先,因为大多数的自身免疫病与遗传因素相关,这与肿瘤相似,研究人员可通过精准医学寻找相关的基因。其次,同一种自身免疫病的临床表现各异,需要通过精准医学寻找分型标志物。最后,临床表现不同的同一种疾病患者,疗效和预后可能都不相同,这更需要寻找治疗的新靶点,所以自身免疫病最适合走精准医学之路,实现精准诊断、精准分类、精准治疗,最终建立自身免疫病的精准医学体系,最大限度地提高疗效,降低病死率和致残率。

2016 年 1 月,中国科学院宣布启动该院重点部署项目"中国人群精准医学研究计划",将针对一些重要慢性病的遗传信号开展疾病风险和药物反应的预警和干预研究,也将为今后全民普惠精准医疗奠定基础[12]。该计划将在大规模人群的数据基础上针对大量临床表型进行长期动态检测和分析,从而更好地揭示个体疾病与基因组和基因组修饰变异之间的相互关系,以真正实现复杂慢性病的精准医疗。随着精准医学的发展,相信复杂慢性病的治疗将迎来新的"曙光"。

9.1.3 精准医学指导下的遗传病诊断与治疗

受精卵或母体受环境或遗传的影响引起遗传物质改变(包括基因和染色体两部分)形成的疾病,称为遗传病。遗传病是完全或部分由遗传因素决定的疾病,常为先天性的,也可后天发病。例如,唐氏综合征、多指(趾)畸形、先天性聋哑、血友病等遗传病完全由遗传因素决定发病。以前,人们认为遗传病是不治之症。近年来,随着现代医学的发展,尤其是医学遗传学研究的发展,人们对一些遗传病的发病过程有所了解,从而为遗传病的治疗和预防提供了基础,并提出了新的治疗措施。精准医疗本身就是以遗传和基因组信息作为临床治疗的出发点,所以精准医学的发展将为遗传病的诊疗开启新的篇章。

遗传病的临床诊断比其他疾病更困难。一方面遗传病的种类极多,另一方面每一种遗传病的单独发病率很低,临床医师往往缺乏遗传病的诊断经验。除了一般疾病的诊断方法(如询问病史、症状和体征、实验室和仪器检查)外,遗传病的诊断还可能需要依靠一些特殊的诊断手段,如染色体检查、生化检查、基因诊断等。遗传病的临床表现是最重要的诊断线索,每一种遗传病都有一些症状、体征同时存在,被称为"综合征",这是选择实验室检查和其他遗传学检查的依据。遗传病患者的家族史比较重要,因此必须要详细询问并绘制准确可靠的家系谱。皮纹分析是遗传病诊断的另一种特殊手段,常用于临床检查的是指纹、掌纹、掌褶纹、指褶纹和脚掌纹。皮纹分析主要对染色体病最有价值,对其他个别单基因遗传病也可能有一定意义。

产前诊断又称宫内诊断,在婴儿出生以前通过穿刺取得羊水或绒毛组织,是遗传病诊断的一个重要方面。通过产前诊断进行染色体检查、特异的酶活性或代谢产物测定,或者进行 DNA 分析对胎儿的发病情况做出判断,由此决定是否需要进行人工流产以终止妊娠。产前诊断可有效减少遗传病患儿的出生,提高人口素质,尤其在目前人类对大多数遗传病还不能进行有效治疗的情况下,终止妊娠防止遗传病患儿的出生更具有重要意义。

基因诊断又称为 DNA 诊断或分子诊断,是新发展起来的一项重要诊断技术,能对近百种遗传病做出准确的诊断,但是由于大多数遗传病还不能进行有效治疗,所以从医学伦理学的观点来看,除应用于产前诊断外,基因诊断的推广仍存在很大困难[13]。2011年,博奥生物研发的耳聋基因检测试剂盒成功应用于高危人群致聋基因筛查,为预防遗传性耳聋提供了最有效的方法。经济学评估显示,新生儿耳聋基因筛查每投入 1 元可以获得 7.27 元的收益。通过该项目的实施,不仅可以避免大量耳聋的发生,而且也显示出很好的社会效益和经济效益。

皮肤病是临床科室疾病种类最多的疾病,约有 2 000 多种,其中遗传性皮肤病约有330 种,主要包括单基因遗传病和多基因遗传病[14]。目前,针对皮肤病的诊断主要是结合临床症状和皮肤病理,对于某些早期较难确诊的疾病(如皮肤 T 细胞淋巴瘤等)仍缺乏有效的分子标志物;治疗上主要是以临床医生的经验为主。皮肤病精准医学应利用大样本人群研究特定疾病的分子标记,从而精确寻找到疾病的病因、有效的诊断分子和治疗靶点,再以此为基础对某些皮肤疾病进行重新分类,结合应用各种遗传学、分子影像学等现代化的方法和手段,制订出个体化的精准治疗和精准预防方案。

精准医学指导下的遗传性皮肤病治疗,在单基因皮肤病研究方面,已取得一些进展。研究者通过连锁分析研究发现,$U2HR$ 基因突变可导致 Marie Unna 型遗传性稀毛症[15];通过全基因组外显子测序,发现播散性浅表性光线性汗孔角化症的致病基因MVK[16]。在复杂皮肤病研究方面,利用测序研究,并通过全基因组关联分析及相关研究手段发现大量的麻风、银屑病、系统性红斑狼疮易感基因[17-19]。通过这些易感基因的发现,可以评估个体对相关疾病的患病风险率,用于疾病发病风险的预防和诊疗。精准医学根据患者对疾病易感性的差异,以及患者对不同治疗方法反应性的差异,对疾病进行重新精确分类和个体化治疗。皮肤疾病种繁多,遗传性皮肤病利用精准医学的诊疗理念具有重要的临床指导意义。

精准医学指导下的基因治疗是治疗遗传病最根本、最有希望的方法。将来,人类可以向基因发生缺陷的细胞注入正常基因,以达到治疗目的。用传统方法治疗遗传病,只能消除一代人的病痛,不能切断遗传病的遗传,那些致病基因仍然按照固有规律传递给患者的后代。精准医学将成为人类彻底治愈遗传病的希望所在。

9.2 精准医学与健康产业

根据产业划分习惯,一般认为,凡是属于为人类身心健康和疾病防治康复直接服务的相关产业均属于健康产业。根据 2013 年 10 月 14 日国务院出台的《国务院关于促进健康服务业发展的若干意见》的划分,健康产业主要是指以维护和促进人民群众身心健康为目标,主要包括医疗服务、健康管理与促进、健康保险及相关服务,涉及药品、医疗器械、保健用品、保健食品、健身产品等支撑产业。

健康产业是具有巨大市场潜力的新兴产业,具有辐射面广、吸纳就业人数多的特点,是拉动大消费产业的重要部分,具有推动经济增长和保障改善民生的双重功能。

随着社会发展和人们生活水平的普遍提高,人们对健康产品的总需求也急剧增加。在发达国家,健康产业已经成为带动整个国民经济增长的强大动力,健康行业增加值占 GDP 的比例超过 15％。而在我国,"十二五"期间健康产业仅占中国国民生产总值的 4％～5％,远低于发达国家平均水平[20, 21]。

我国健康产业发展十分迅速,市场容量不断扩大,健康产业在国民经济中的比例不断上升。据相关资料统计,目前我国共有药品、保健品生产企业 10 000 多家,相关药品、保健品销售总值超过 1 万亿人民币。2015 年大健康产业产值已达到 4 万亿人民币,占国民生产总值的比例已达到 5.9％。未来几年,我国的健康产业将继续保持高速增长,成为带动国民经济发展的强大动力。

当前,我国健康产业虽然发展迅速,但是由于涉及的范围比较广,还缺乏比较完善的法律和制度来规范,也缺少相关的标准作为发展的参照,导致行业发展水平还处于较低的层次。另外,药品、保健品生产企业缺乏核心竞争力,创新程度不高;医疗服务、健康管理等健康服务业也处于起步阶段,还无法提供令人们满意的整套解决方案和个体化诊疗。

精准医学是一种新的医学模式或医疗策略。伴随着医学大数据分析能力的迅速提高和移动健康监测产品的不断出现,精准医学将会成为一种趋势,它可以实现医疗服务的定制化和个体化,能够提供整套解决方案,成为促进健康产业迅速发展的新动力。

9.2.1 精准医学带来健康产业变革

传统用药模式将被改变。多数人用同一种药不仅给患者带来麻烦,也会造成资源浪费。通过个体化基因检测施行精准治疗,可节省后续的医疗成本,已经成为业内共识。2015 年全球精准医疗市场规模已接近 600 亿美元,未来几年的年增速预计为 15％,是医药行业整体增速的 3～4 倍,其中基因测序行业增速将超过 20％[22]。

目前在临床领域,精准医疗已涉及多个领域,如无创产前检测、辅助生殖、单基因病、肿瘤个体化治疗、遗传性肿瘤筛查、心血管疾病筛查、血液病筛查等,其中精准医疗在肿瘤治疗中的应用被业内视为未来最大的市场。

目前在全球范围内,美国处于精准医疗产业化的第一梯队,并将精准医疗上升为国家战略,在2016财年投入2.15亿美元推动精准医疗发展。与此同时,国内有关政策也在不断探索中,2015年7月,国家卫计委发布《药物代谢酶和药物作用靶点基因检测技术指南(试行)》和《肿瘤个体化治疗检测技术指南(试行)》两个文件,被市场解读为政府为实质性开展基因检测及精准医疗"开闸"的信号。在《肿瘤个体化治疗检测技术指南(试行)》中,肯定了通过检测肿瘤患者生物样本中生物标志物的基因突变、基因单核苷酸多态性(single nucleotide polymorphism,SNP)分型、基因及其蛋白表达状态来预测药物疗效和评价预后,指导临床个体化治疗的做法,并推荐肿瘤患者治疗前进行基因检测,指导医生用药方案。

2015年以来,精准医疗已获大量资金注入。从药物研发角度来看,精准医疗是实现以患者个人基因组信息为基础的精准治疗方针,对每个患者进行最适宜的治疗。目前,随着测序技术及大数据分析能力的提高,涉足精准医疗的企业越来越多。

2015年3月11日,科技部组织专家召开国家首次精准医学战略专家会议,提出了中国精准医疗研究计划。2015年3月27日,我国发布了第一批肿瘤诊断与治疗项目高通量基因测序技术临床试点单位名单。国家科技部、卫计委陆续召开国家精准医学战略专家会议,并安排中央财政经费给予专项支持,同时带动地方财政或企业等社会资本的参与。在精准医疗产业化方面,目前我国已有26家A股上市公司涉足该领域,市场以基因测序、细胞治疗、干细胞三大方面为主。美国医学研究新任主席Victor Dzau推测,未来半个世纪,"精准医学计划"将为美国医疗领域创造出数千亿美元价值。

2016年,国家"十三五"规划指出:"大力推进精准医疗等新兴前沿领域创新和产业化,形成一批新增长点。"精准医疗已被纳入"十三五"重大科技专项,上升为国家战略,成为医药大健康产业发展的驱动引擎。精准医疗将改变现有的诊疗模式,为医学发展和健康产业带来一场革命性的变化。

9.2.2 生物大数据助力精准医学健康产业发展

大数据的迅速发展,形成了海量的基因数据,让精准医疗和大数据产业形成了一个天然的集合,并且发展迅速。基于未来医疗大数据集合衍生市场的巨大发展前景,英特尔、谷歌、亚马逊、苹果等传统计算机企业巨头纷纷大力开发自己的医疗产业部门。基于基因大数据的分析形成的产业,将成为未来精准医疗健康产业的核心板块。

人工智能及信息技术的发展将成为推动精准医疗发展的强大动力,并为基因测序技术和生物医学分析技术带来革新与进步。大数据及云计算在商业领域的普及应用,为精准医疗的发展提供了广阔的想象空间。

有科学家预测:"每秒百亿亿次运算计算机 2020 年诞生,计算机技术的发展有望帮助医生在短时间内完成精准医疗的主要过程,包括病患或病灶组织的基因测序的检测、基于基因序列的数据分析以及根据结果分析做出的疾病诊断,并提供个性化的治疗方案。"因此,基于海量的基因组数据和信息,随着大数据、云计算及计算机技术的迅速发展,人类通过精准医疗战胜病魔成为可能。

检测等医疗成本的降低有助于精准医疗的推广。精准医疗从提出到现在已有 20 年发展历史,期间一直停留在实验室研究阶段,阻碍其发展的主要原因就是其高昂的成本,使得其普及推广在很长时间内难以进行。直到近期,基因测序成本的显著降低,让精准医疗的普及成为可能。现在低至 1 000 美元的个人全基因组测序,让很多从未接触过基因测序的人能够有机会了解自己和家族的基因构成[23]。

与精准医疗密切相关的生物大数据及相关技术的迅速发展,为中国的精准医疗奠定了基础。未来 5 年,在我国人口基数庞大的背景下,精准医疗发展有望实现弯道超车。

9.2.3　精准医学推动体外诊断行业迅速发展

目前,临床诊断的主要形式即为体外诊断,我国的体外诊断行业基数小、增速高。据相关部门统计显示,我国体外诊断行业市场规模从 2010 年的 122 亿元增长至 2013 年的 215 亿元,复合年均增长率高达 20.79%。国内体外诊断市场竞争激烈,即时检测(point-of-care testing,POCT)已成为未来的趋势性技术。当前,我国体外诊断产品的市场规模占全球体外诊断产品的份额不足 5%,考虑到我国人口占全球人口比例接近20%,我国体外诊断市场总量偏低,未来市场增速可期。近几年,伴随着人口老龄化、医药改革、政府合理引导规范市场、中产阶级需求提高等积极因素,预计我国体外诊断市场的供给在未来 5 年中将依旧维持在超过 20%的增速[24]。

全球体外诊断市场发展于 20 世纪 70 年代,目前市场规模已达到 600 亿美元,预计到 2018 年市场规模将达到 664 亿美元。目前,全球体外诊断市场行业发展成熟,技术壁垒高,聚集了一批著名跨国企业,包括罗氏、西门子、雅培、贝克曼、强生、生物梅里埃等,行业呈现出寡头垄断的竞争格局。

中国体外诊断行业保持长期稳定增长,尤其是近些年在居民收入水平提高,医改推进及医疗保险覆盖范围提高,人均医疗保健支出提升以及人口结构老龄化的共同驱动下,国内医疗服务需求增长迅猛,体外诊断产业表现尤为明显,呈现较高速增长。目前,体外诊断厂家数量多达 300~400 家,年销售额过亿元的企业约 20 家。实力较强的综合性企业还较少,行业排名靠前的企业主要在某一细分技术上具备竞争优势。

体外诊断行业中 POCT 和分子诊断处于初创期,看好其未来成长潜力。全球 POCT 市场增速稳定,发达国家消费规模大幅领先于发展中国家。根据 RNCOS 2014 年 5 月发布的《全球即时诊断市场前景分析 2018》(*Global Point-of-Care Diagnostics Market Outlook 2018*)的报告数据,POCT 市场在过去 5 年中迅速发展,2013 年规模已达 160 亿美元,预计 2018 年将发展至 240 亿美元的市场规模。

我国的 POCT 市场起步较晚,目前市场规模较小,但是增长速度快,市场潜力巨大。据 RNCOS 2014 年 5 月发布的《全球即时诊断市场前景分析 2018》数据显示,2013 年我国 POCT 市场规模为 4.8 亿美元,全球市场占比由 2007 年的 3% 上升为 2013 年的 7%。预计到 2018 年,我国 POCT 市场规模可达 14.3 亿美元。随着医改的推进和社区医疗体系的建立,预计我国 POCT 市场在近几年将保持 20% 的复合年均增长率。

我国的精准医学发展以为人民群众提供更精准、更高效的医疗健康服务为目标,研发一批国产新型防治药物、疫苗、器械和设备;形成一批我国定制、国际认可的疾病诊疗指南、临床路径和干预措施;显著提升重大疾病防治水平,带动生物医药、医疗器械和健康产业的发展,加快推进深化医药卫生体制改革和医疗模式变革,为建设"健康中国"提供强大动力。

参考文献

[1] Obama B. Remarks by the President in State of the Union Address [EB/OL]. (2015-01-20). https://www. whitehouse. gov/the-press-office/2015/01/20/remarks-president-state-union-address-january-20-2015.

[2] Obama B. President Obama's Precision Medicine Initiative [EB/OL]. (2015-01-30). https://www.

whitehouse. gov/the-press-office/2015/01/30/fact-sheet-president-obama-s-precision-medicine-initiative.

［3］ 崔晓林."精准医学"会颠覆传统医疗产业吗？［J］.中国经济周刊,2015(39)：34-36.

［4］ 刘彤华.个性化医学时代的病理学［J］.中华病理学杂志,2008,37(4)：217-218.

［5］ 朱雄增.精准医学时代下的精准诊断［J］.中华病理学杂志,2015,44(7)：442-443.

［6］ 郭晓强,黄卫人,蔡志明.癌症精准医学［J］.科学：上海,2015,67(5)：28-31.

［7］ Kleinberger J W, Pollin T I. Personalized medicine in diabetes mellitus：current opportunities and future prospects ［J］. Ann N Y Acad Sci, 2015,1346(1)：45-56.

［8］ 孔晓牧,邢小燕.精准医学理念对糖尿病诊治模式的推动［J］.中华全科医师杂志,2015,14(12)：905-907.

［9］ Flowers E, Aouizerat B E, Abbasi F, et al. Circulating microRNA-320a and microRNA-486 predict thiazolidinedione response：Moving towards precision health for diabetes prevention ［J］. Metabolism, 2015,64(9)：1051-1059.

［10］ Müller G. Microvesicles/exosomes as potential novel biomarkers of metabolic diseases ［J］. Diabetes Metab Syndr Obes, 2012,5：247-282.

［11］ 曾小峰.风湿免疫性疾病的精准医学之路［J］.中华医学信息导报,2015(11)：10.

［12］ 中科院启动"中国人群精准医学研究计划"［J］.医学信息学杂志,2016,37(1)：94.

［13］ 田亚平.生物检测新技术与疾病的临床诊断［J］.中国科技产业,2016(1)：92-93.

［14］ 张学军.精准医学与皮肤病［J］.中华皮肤科杂志,2016(3)：155-157.

［15］ Wen Y, Liu Y, Xu Y, et al. Loss-of-function mutations of an inhibitory upstream ORF in the human hairless transcript cause Marie Unna hereditary hypotrichosis ［J］. Nat Genet, 2009,41(2)：228-233.

［16］ Zhang S Q, Jiang T, Li M, et al. Exome sequencing identifies MVK mutations in disseminated superficial actinic porokeratosis ［J］. Nat Genet, 2012,44(10)：1156-1160.

［17］ Zhang F R, Huang W, Chen S M, et al. Genomewide association study of leprosy ［J］. N Engl J Med, 2009,361(27)：2609-2618.

［18］ Tang H, Jin X, Li Y, et al. A large-scale screen for coding variants predisposing to psoriasis ［J］. Nat Genet, 2014,46(1)：45-50.

［19］ Han J W, Zheng H F, Cui Y, et al. Genome-wide association study in a Chinese Han population identifies nine new susceptibility loci for systemic lupus erythematosus ［J］. Nat Genet, 2009,41(11)：1234-1237.

［20］ 邵刚,徐爱军,肖月,等.国外健康产业发展的研究进展［J］.中国医药导报,2015,12(17)：147-150.

［21］ 李江,刘文蕾,梁钰.中国大健康产业全要素生产率分析［J］.中国人口·资源与环境,2015,25(11)：62-64.

［22］ 崔晓林."精准医学"会颠覆传统医疗产业吗？［J］.中国经济周刊,2015(39)：34-36.

［23］ 江川.中关村助推"精准医疗"布局北京［J］.中关村,2015(8)：82.

［24］ 王琼慧.精准医疗产业链萌动［J］.财新周刊,2015(50)：90-94.

索　引

A

癌　2,4,5,7,16,18−22,25,26,29−33,35,38−43,47,48,51−54,58−60,63,70,73,75−82,85−90,94,97−100,105,108,121,122,128−130,138

B

靶向治疗　4,15,20,21,23,49,53,59,72,87,100,101,123,128−130

表观遗传学　17,18,24,26,30,70,71,75,76,79,100,129

D

大数据　2−5,7,10,11,15−20,24,27−32,41−44,47−49,53,55−57,69,70,73−75,77,78,80,89−94,104,107,110,113,116−120,123,124,126,127,134−136

代谢组学　7,16,18,24,27,29,44,52,69,71,72,87,92,103,106

蛋白质组学　15,16,27,29,43,44,49,52,53,56,68,69,71,72,78,87,92,100,106,113,114,123

顶层设计　28,45,53,54,56,60,110,112,121,122

多模态分子影像融合技术　84

E

恶性肿瘤　6,23,34,35,39,43,45,48,51,52,60,65,71,88,93−96,99,122,126−130

F

防控　14,29,34,49,52,53,56,60,73,77,99,100,110,126,130

G

分子标志物　19,26,43,49,52,56,78−83,87,102,103,106,130,133

分子病理学　82,83,87,128

分子分型　15,19,22,23,26,44,49,52,61,70,81,83,87,95,107,113

分子影像学　49,56,82−85,106,133

分子诊断　2,4,15,23,26,27,59,72,82,100,104,105,128,129,132,137

G

国家政策与管理　57

国民健康　28,44,113

H

罕见病　5,6,8,42,43,45,54,57,59,65,96,99,104,105,122,123,128

化学药　38,95,97,98

J

机遇及挑战　47

基因筛查　19,24,133

基因组学　3−5,15−18,22−25,27−29,43,44,49,52,53,56,60,68,69,71−73,78,89,91,100,102−104,106,113,130,131

疾病分类体系　25,41

健康产业　6,44,47,58,64,65,75,111−113,121,123,126,127,133−138

阶段目标　8,65

精准医疗　5,7,20,23,24,28,29,31,41−44,46−50,53−55,57,58,60−63,65,74,90,114,117,118,121−127,131,132,134−136,138

精准医学　1−8,10−20,22−34,39−51,53−63,65,67−78,80−84,86−90,92,94−96,98−107,109−114,116−120,122,124−138

精准医学计划　2,3,14,29,31,39－44,46,48, 53,54,58,60,61,65,73,110,128,135
精准预防　12,29,56,62,83,104,133
精准诊断　12,13,24,31,49,52,55,56,63,64, 82,85－87,100,107,123,127,129,131,138
精准诊疗　62,75,121,126
精准治疗　3,7,8,15,18,20,21,26,42,44,49, 50,53,56,62－65,71,78,79,83,86,87,90, 92,100,101,103,107,123,129,131,133－135

L

临床治疗　16,27,38,67,70,86,89,92,100, 127,132

M

免疫治疗　49,53,57,72,87－89,130
免疫组学　72

S

神经退行性疾病　6,38,96,99,105,106
生物标志物　3－5,15,18,19,22,43,44,53,63, 79,82,89,102,135
生物样本库　9,10,14,44,49,53－56,60,73, 74,110,117,120
生物药　95,97,98
数据共享　42,56,75,116,118,120

T

糖尿病　5,6,8,16,34－37,39,42,46－48,59, 65,71－73,75,77,79,93,99,102－104,109,

118,122,123,128,130,131,138
体外诊断　25,111,127,136,137

W

微创　7,15,38,43,48,49,85,86,108
微生物组学　69,92
无创　38,49,85,86,134

X

细胞治疗　49,87,88,135
协同创新　57,121,123
心脑血管疾病　8,34－36,42,48,65,94,96,98, 99,101,102,109,123,130
循证医学　8,11－13,16,31,46,49,84,92,128

Y

药物研发　7,9,14,17,22,23,34,38,43,46,63, 82,84,88,94－98,100,106,124,135
遗传病　19,104,127,132,133

Z

整体医学　8,11,14,60
中药　7,18,51,58,95,97,98,111
中医学　7,11,49－51,53,55,98,111
重大疾病　1,6,8,9,29,34,35,42,45,48,53, 57,61,62,64,76,77,95,102,121,122,137
转化医学　8－11,13,14,29,31,49,54,75,120
转录组学　16,70－72,87,91
自身免疫病　37,94,99,106,107,131
总体目标　1,8,62,65,122